解密膝关节痛

主编　冯智英

疼痛防治靠自己百问丛书

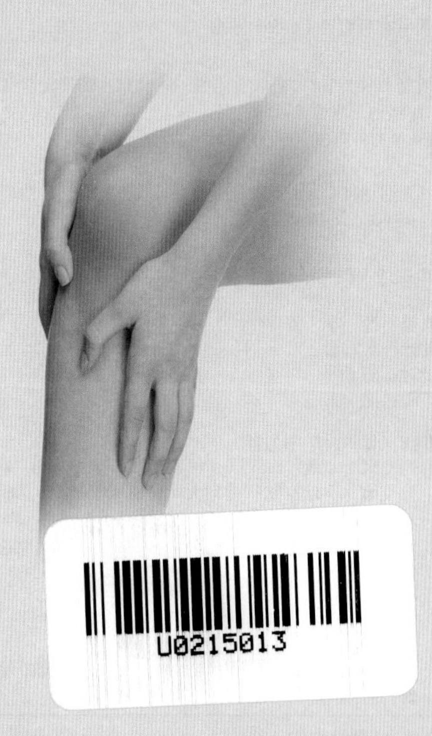

清華大学出版社
北　京

图书在版编目（CIP）数据

解密·膝关节痛 / 冯智英主编. —北京：清华大学出版社，2018（2022.1重印）
（疼痛防治靠自己百问丛书）
ISBN 978-7-302-50055-1

Ⅰ. ①解… Ⅱ. ①冯… Ⅲ. ①膝关节-关节疾病-防治-问题解答 Ⅳ. ① R-44 ② R684-49

中国版本图书馆 CIP 数据核字（2018）第 086817 号

责任编辑：肖　军　王　华
封面设计：常雪影
责任校对：刘玉霞
责任印制：沈　露

出版发行：清华大学出版社
网　　址：http://www. tup. com. cn，http://www. wqbook. com
地　　址：北京清华大学学研大厦 A 座　　邮　编：100084
社 总 机：010-62770175　　邮　购：010-62786544
投稿与读者服务：010-62776969，cservice@tup.tsinghua.edu.cn
质量反馈：010-62772015，zhiliang@tup.tsinghua.edu.cn
印 装 者：涿州汇美亿浓印刷有限公司
经　　销：全国新华书店
开　　本：127mm × 185mm　　印　张：6.5　　字　数：81 千字
版　　次：2018 年 7 月第 1 版　　印　次：2022年 1 月第 4 次印刷
定　　价：35.00 元

产品编号：078515-01

疼痛防治靠自己百问丛书编委会

编者名单

主 审

卢振和 王 林

主 编

冯智英

副主编

郭雪娇

编 者

（按姓氏拼音排序）

冯智英 郭雪娇 李 君
李 琳 林慧丹 吴晓毅

作者简介

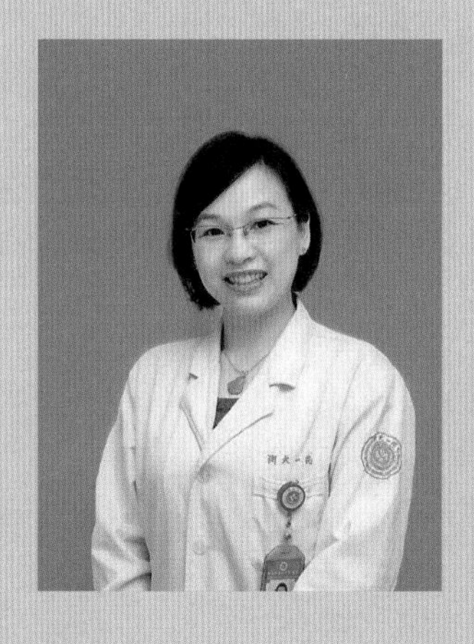

冯智英 主任医师，博士，硕士生导师。

目前担任浙江大学医学院附属第一医院疼痛科主任和麻醉科副主任。曾到德国基尔大学附属医院麻醉疼痛和重症监护科、美国约翰·霍普金斯大学医学院附属医院疼痛中心、斯坦福大学附属医院疼痛中心等访问学习。

2017 年荣获首批“国之名医·青年新锐”奖。目前主要社会兼职为中华医学会疼痛学分会委员、中国女医师协会疼痛专业委员会委员兼盆腔痛学组组长、中国医师协会疼痛科医师分会委员及神经病理性疼痛学组副主任委员、中国生命关怀协会疼痛专业委员会常委等。浙江省医学会疼痛学分会常委、浙江省抗癌协会肿瘤麻醉与镇痛学会副主任委员、浙江省医学会麻醉学分会委员、浙江省医师协会麻醉学分会常委兼总干事等。

参与省部级等课题10余项，发表核心期刊及SCI文章50余篇。

临床研究方向：腰痛和关节痛的防治。

序言

疼痛是一种看不见的酷刑，慢性疼痛更折磨人。疼痛是组织损伤导致感觉神经系统产生的异常信号，请不要忽略它以免铸成大错。

疼痛会夺去人们的生活乐趣，更重要的是，疼痛会使精神、血压、血糖、免疫力等发生紊乱，引发或加重身体的其他疾病，医学上将疼痛反复发作或持续一个月以上归为慢性疼痛。卫生部在2007年颁布文件，要求有条件的医疗机构成立“疼痛科”，并组织和要求疼痛科的医师团队全力诊疗和研究慢性疼痛。疼痛科医师专注于为民除痛，应用多种技术治疗手段，使很多慢性疼痛得到缓解，疗效得以突破，进而使患者生活质量明显提高。

医师与病友是同一战壕的战友，疼痛是我们的共同敌人，知己知彼才能获胜。医师很想详细谈谈疼痛的防治，病友及家属们更想知道这疼痛是怎么回事、该如何治疗、如何降服疼痛恶魔。毕竟，在生命的旅程中身体这部机器发生了故障，医师能帮您将故障清理，而在继续前行中，如何避免或少出问题，还得靠自己的维护和保养！

在中华医学会疼痛学分会和中国医师协会疼痛科医师分会的支持鼓励下，在中国女医师协会的重视和领导下，中国女医师协会疼痛专业委员会组织了女医师协会的专家和学者编写了这套“疼痛防治靠自己百问丛书”，疼痛医学泰斗韩济生院士建议书名用“解密”来描述这些疼痛，以满足社会公众对疼痛的关注度，达到世界卫生组织提出的“要求无痛是人的基本权利”的目标。

我们为每种疼痛编写一个分册，每册一百多个问题，书中编者用通俗易懂的语言描述疼痛的原理、诊断、治疗、预防等知识，希望通过阅读本书，增强病友们战胜病痛的信心，以致更好、更快地恢复健康。我们在每本书后附上一些热心公益活动的疼痛专业委员会女医师姓名和医院地址，希望能更好地帮助病友。鉴于医学知识更新速度快，对一些问题的看法和处理也难免有所不同，如果您发现本书中未讲清楚的问题请咨询您的主治医师。

中国女医师协会疼痛专业委员会主任委员

卢振和

2016年9月20日

前言

膝关节痛，是一种常见病、高发病。可以说，人在一生中的不同阶段会遇到各种原因导致的膝关节痛，如青少年可能是生长痛，成年人可能是运动损伤，而老年人常见的则是骨关节炎。除此以外，肿瘤患者、风湿性疾病患者、痛风患者、抑郁症患者也可能会出现膝关节痛的表现。膝关节痛病因错综复杂，不同年龄、不同疾病阶段的患者，其治疗方案也有所不同。主治医师或患者对该病认识不足，常常导致病情迁延不愈，并严重影响生活质量。随着医学的进步，无创、微创以及精准医学的发展，新技术、新方法层出不穷，很多治疗方案是以往闻所未闻的。所以，推出一本全新的科普读物，介绍膝关节痛的病因、诊治、康复等相关知识，希望患者在诊前诊后阅读能有所获益。

感谢中国女医师协会给予这次机会，作为主编组织国内专家参与撰写《疼痛防治靠自己百问丛书》的《解密·膝关节痛》分册。恰好在本书完稿之际，国际疼痛学会（International Association for the Study of Pain，IASP）宣布将2017—2018年"世界抗痛年"主题定位为"卓越疼痛教育传播年（Global Year for Excellence in Pain Education），其中很重要的一部分就是对患者的宣教。一张处方单、一次手术或许能把病入膏肓的患者救回来，但所惠及的仅仅是一个人；而一篇优秀的医学科普文章、一本优秀的科普书所受益的将远不止一人，是百人、千人，甚至更多。由此可见，科普读物本身就是一剂大众"良药"。我们深知，医学专业知识的科普，并不是单纯地讲解经典专业书籍，或照搬、照抄最新文献给广大读者，而是另一门学问。在具备专业性的同时，要有趣可读、通俗易懂，同时传播正能量，体现医患真情。本书按照这个标准编写，但因水平有限，书中不当或者错误之处，恳请读者、同行指正，大家可以把建议和意见发送到邮箱：fzy1972@zju.edu.cn，有待再版时修订。

冯智英

2018 年 3 月于杭州

目录

认 识 篇

诊 断 篇

治 疗 篇

预防与康复篇

附 录

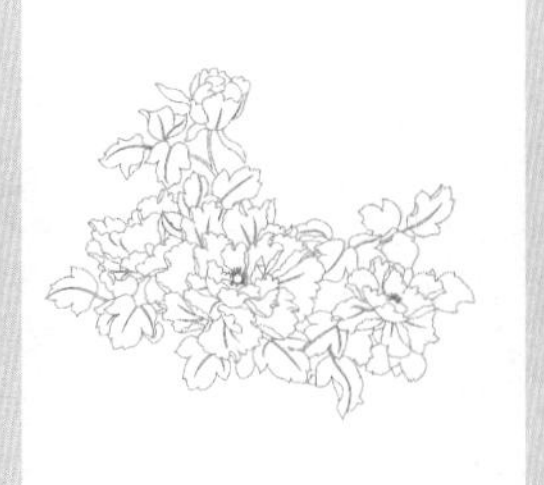

认 识 篇

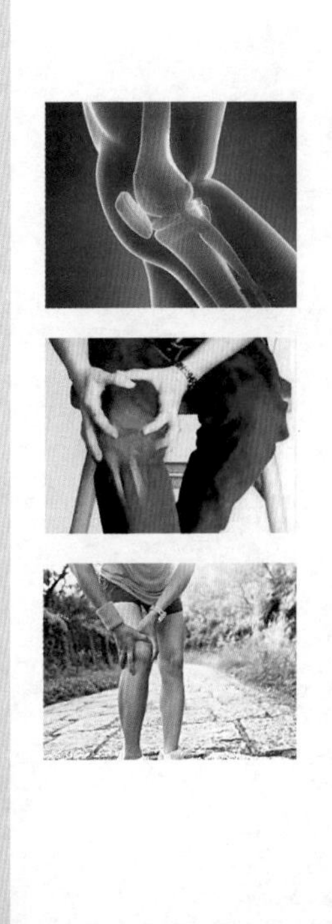

1 为什么有这么多人会发生膝关节痛?

与其他关节相比，膝关节负重多，运动量大，而连接膝关节上面的股骨和下面的胫骨是人体最长的两个管状骨，两端长的杠杆臂使膝关节受重力劳损及创伤机会最大。膝关节又是人体最完善、最复杂的关节，还具有各种辅助结构，这些特点使膝关节伤病不仅发病率高，而且其种类多、诊断较困难。

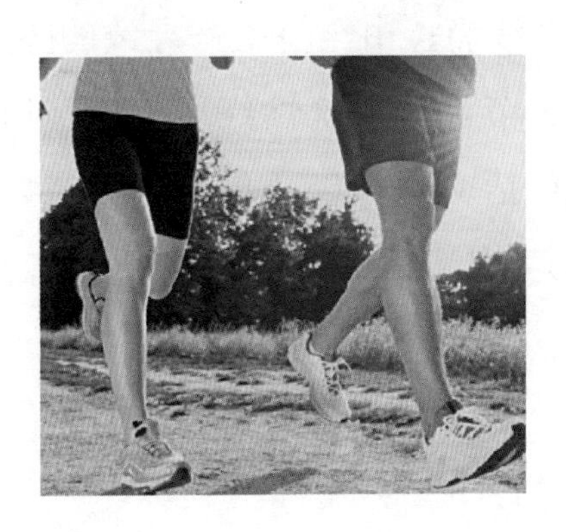

2 膝关节痛的原因有哪些?

膝关节痛的原因很多，全身疾病、膝关节内及膝关节周围相关部位病变都可以引起疼痛。常见的膝关节病包括：由骨骼或关节腔病变导致的膝关节疼痛，如退变、炎症、肿瘤、外伤等；由关节周围病变导致的膝关节肌筋膜疼痛，如肌肉、韧带劳损；髋关节、股骨和（或）胫骨和腓骨近端引起的牵涉痛；由全身疾病导致的膝关节疼痛，如类风湿关节炎、系统性红斑狼疮、痛风等；由神经系统包括交感神经介导的膝关节疼痛；身体其他部位疾病牵涉而引起的膝关节疼痛。

3 膝关节具体的组成结构有哪些？

膝关节是主要由股骨内、外侧髁，胫骨内、外侧髁及髌骨关节面构成的复杂立体结构。

（1）关节囊：广阔而松弛。

（2）韧带：分囊内韧带和囊外韧带。囊内韧带有膝交叉韧带，它包括前方的前交叉韧带，后方的后交叉韧带。囊外韧带主要有髌韧带、胫侧副韧带和腓侧副韧带。

（3）半月板：它可分为内侧半月板和外侧半月板，内侧半月板较大而窄，呈C字形；外侧半月板较小而宽，近似环形，有时也呈盘状。

除此之外膝关节软骨、滑膜、与运动相关的肌群、神经血管也与膝关节密切相关。复杂的结构和长年累月地使用使得膝关节非常容易发生损伤而产生疼痛。

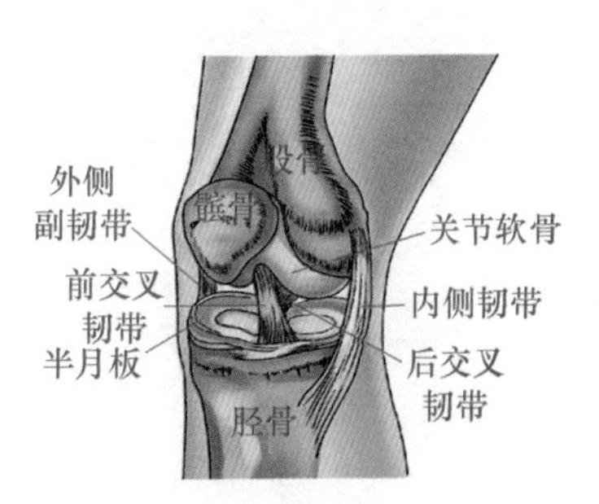

膝关节结构

4 正常情况下膝关节都能进行哪些活动?

我们靠膝关节能够完成屈伸小腿和膝关节小幅度的旋转动作。膝关节周围的肌肉和韧带维持着关节的稳定，同时也限制着膝关节活动的范围，膝关节的活动范围过大难免会造成膝关节的损伤，因此在日常生活和运动的过程中应量力而行，以免损伤膝关节。

5 半月板是什么？它能发挥什么作用？

半月板是两块存在于膝关节内的软骨垫，它们就像是两个垫片，垫在大腿骨和小腿骨之间，因为形似月牙，所以被称作“半月板”。

半月板虽小但是功能很强大，它能够起到缓冲应力、吸收振动、维持关节运动的协调和稳定的作用。另外，半月板还有润滑关节等功能，半月板可将关节液均匀涂布于关节表面，使关节的摩擦系数减小。

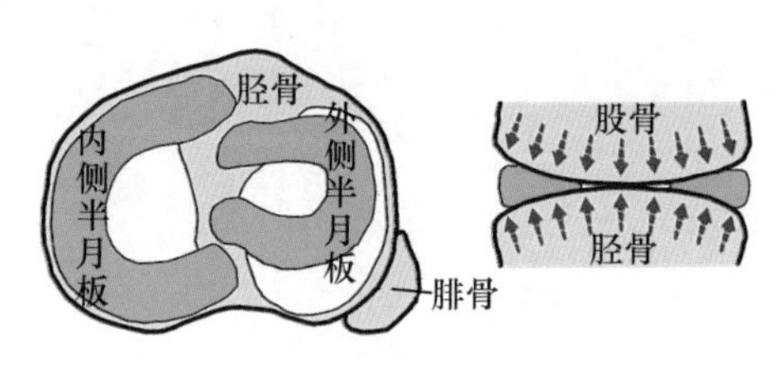

半月板示意图

6 半月板为什么会发生损伤？什么情况下容易损伤？

半月板属于纤维软骨，质地非常坚韧。强力骤然运动时容易损伤半月板，甚至撕裂，尤其是膝关节突然旋转变向时极易产生损伤。典型损伤半月板的动作就是踢足球射门时的状态。因此，运动前应做好充分的热身，避免骤然活动膝关节。

7 剧烈运动时容易发生膝关节韧带损伤，膝关节究竟包含哪些韧带，它们又有什么作用?

膝关节周围韧带主要包括提供前后稳定性的前后交叉韧带和提供内外稳定性的内外侧副韧带，所有这些韧带的作用都是防止膝关节过度旋转。另外还有一些次要的韧带为这个先天不稳的关节进一步增加稳定性。膝关节的前后活动类似于门窗的开关，单纯的骨与骨之间构成的连接是不稳定的，周围韧带和肌肉就类似于门窗的铰链结构，使得关节能够完成屈伸并同时保持稳定。

8 医生为什么建议膝关节痛的患者加强肌肉锻炼改善膝关节的功能？哪些肌肉与膝关节的活动相关？

膝关节就像一台小型的机器，每一个零件对机器的正常运转都非常重要，肌肉作为机器的动力能够维持关节的正常运动，避免关节异常活动产生的磨损。膝关节的主要功能是屈伸小腿，因此膝关节周围的肌群主要分为屈肌群和伸肌群。膝关节的伸肌主要是股四头肌，由股神经支配。膝关节的屈肌有股二头肌、半膜肌和股薄肌，其中前两者由坐骨神经支配，股薄肌由闭孔神经支配。膝关节的血液供应靠环绕膝关节的动脉网组成，为膝关节的正常活动提供能量。膝关节相关肌群的神经支配和血液供应对维持肌肉的正常状态也十分重要。

9 滑膜是什么？

“医生说我得了膝关节滑膜炎，那滑膜是什么呢？”

滑膜是包在关节周围的关节囊的内层，除关节软骨、半月板以外，通过关节腔的肌腱、韧带等都被滑膜所包裹。膝关节滑膜是人体关节中面积最大、最复杂的滑膜，所形成的滑膜腔是人体最大的滑膜腔。滑膜在关节正常功能维持中发挥了十分重要的作用。滑膜中含大量透明质酸，并且起着关节润滑剂作用的滑液也是由滑膜所分泌，滑液的含量也是由滑膜所调节。此外，滑膜还是关节腔内的清洁工，它能够清除关节腔内产生的废物，清除关节腔内的积血。因此，滑膜功能的正常关系到膝关节功能的正常，当滑膜出现疾病时应引起重视，并及时治疗。

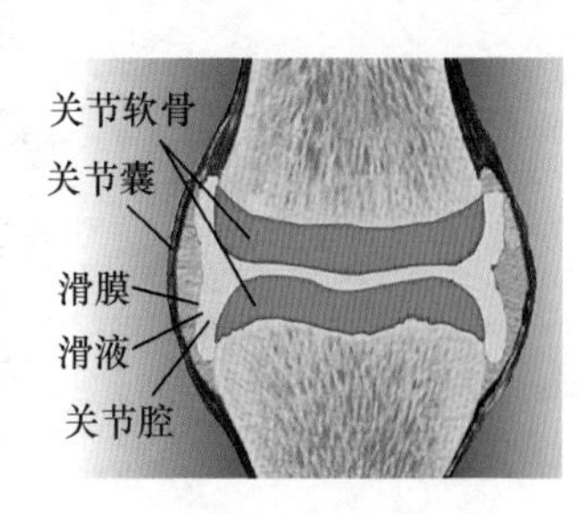

关节腔及其滑膜

10 髌下脂肪垫在哪个部位?

“医生说我膝关节痛是因为髌下脂肪垫发炎了，那什么是髌下脂肪垫？”

膝盖下方的髌韧带与关节之间存在一定的间隙，在这个间隙里充填着的东西就是脂肪垫，呈三角形，因为位于髌骨下方故而称为髌下脂肪垫。髌下脂肪垫主要起衬垫和润滑作用，可防止韧带与骨之间的摩擦、刺激并吸收振动。但当脂肪垫受压或长期慢性劳损，会导致其发炎、变硬，引起关节活动功能障碍。

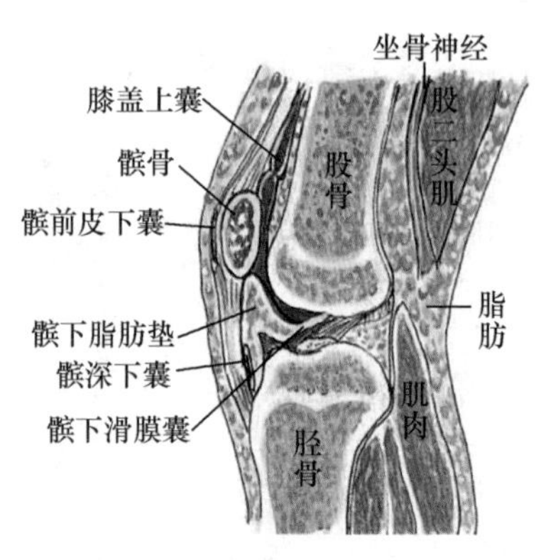

髌下脂肪垫

11 小孩、大人和老人都会膝关节痛，他们的病因一样吗？

不同年龄的膝关节疼痛患者其主要病因一般不一样。青少年出现关节痛主要是先天性疾病、感染、肿瘤或者是生长发育等原因导致；中年患者可能主要是由运动损伤、系统性疾病引起的；老年患者发病的主要原因是慢性劳损、膝关节退行性改变、骨关节炎等。

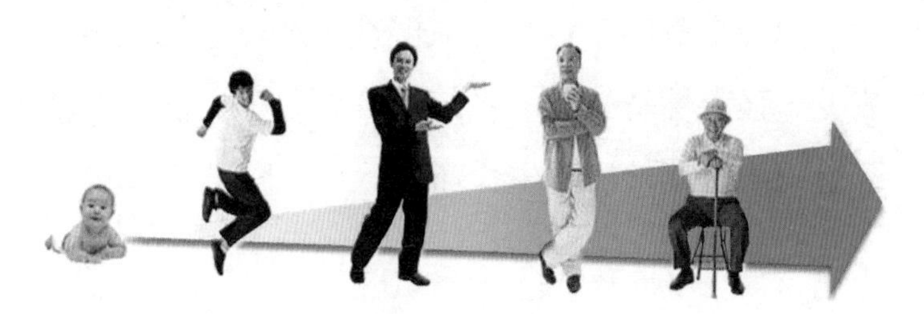

人生不同阶段

12 儿童及青少年时期产生膝关节疼痛的原因是什么?

儿童及青少年时期产生膝关节疼痛的常见原因如下:

(1)关节内:半月板撕裂、关节不稳、膝前部疼痛综合征以及青少年的关节炎等;

(2)关节周围:膝关节感染(化脓性、结核性)、肿瘤、过度使用综合征、滑囊炎;

(3)全身因素:包括风湿性关节炎、类风湿关节炎、强直性脊柱炎、系统性红斑狼疮、混合性结缔组织病;此外还有生长痛。

13 引起中年人膝关节疼痛的原因有哪些？

中年人膝关节疼痛的常见原因如下：

（1）关节内：半月板撕裂、退变，前后交叉韧带损伤，滑膜炎症，继发于损伤或半月板切除术的早期退变性关节炎；

（2）关节周围：滑囊炎、肌腱炎；

（3）牵涉性：继发于腰椎疾病，髋关节发育异常或损伤的退行性髋关节疾病；

（4）全身性：痛风、风湿免疫疾病等。

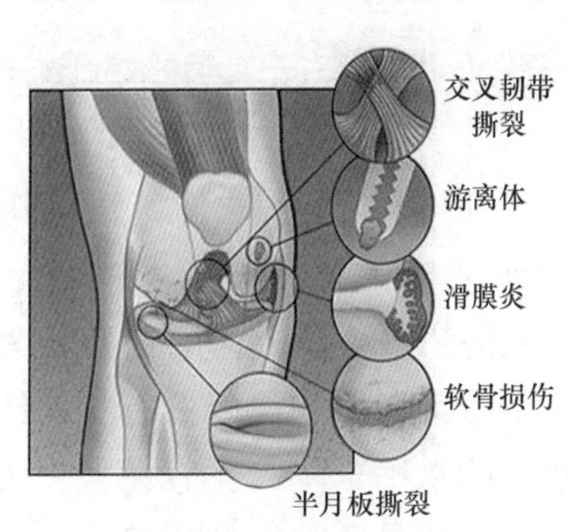

膝关节内的五大损伤

14 常见的膝关节运动损伤有哪些？

膝关节的运动损伤发生率较高，除了严重的骨折脱位，更多见的是慢性劳损引起的关节软骨、韧带、滑囊与腱膜的损伤。如急性膝关节扭伤时最容易发生膝内侧副韧带拉伤，严重的会把关节里面的交叉韧带拉断；喜欢运动的青少年最常见的是髌尖末端病、髌腱炎和胫骨结节骨骺炎；成年人最常见的是膝前疼痛的髌骨软化症，膝两侧疼痛的内外侧副韧带损伤、半月板损伤等。

15 为什么女性绝经后膝关节痛发病率更高？

本病多发于50岁以上女性，症状随年龄增长而加重。该病又称更年期关节炎或者绝经期关节炎，女性较同龄男性多5倍。有观点认为，这与女性绝经后雌孕激素水平明显降低有相关性。因为绝经后雌孕激素的水平下降，钙容易从骨头里面释放出来进入血液，即骨质疏松的高发期可引起膝骨关节炎，疼痛程度的加重。

16 老年膝关节疼痛患者的常见原因有哪些?

老年人（大于 65 岁）膝关节疼痛的常见原因包括关节内原因和关节外原因。关节内原因如骨关节炎、炎性关节病，而关节外原因包括膝关节周围韧带损伤、肌腱病、肌腱炎，或者是由于髋关节骨关节炎引起的牵涉痛。

17 肥胖为什么容易导致膝关节痛?

肥胖是引起膝关节疼痛尤其是骨关节炎的重要危险因素。肥胖人群体重超标，膝关节承受的重量远远大于正常人群，膝关节产生劳损的概率也大大增加。肥胖还同时会导致其他代谢性疾病的产生。这些疾病往往能通过破坏关节正常组织的代谢促进骨关节炎的发生，同时还能够增强患者对疼痛的敏感程度。

18 老年人为什么会出现“膝关节卡住”现象?

“我奶奶说她的膝关节经常突然卡住动不了，这是怎么回事？”

医学上的专业术语叫绞锁现象，指在行走等运动过程中，膝关节突然被锁在某一位置上不能运动，像有东西将关节“卡住”一样，常需要试探着将关节摇摆屈伸，往往在感到“咯噔”一下后，关节才恢复原先的活动。关节软骨剥脱形成的游离体及破裂的半月板是引起关节绞锁的常见原因。

19 膝关节受伤很久后为什么仍会疼痛?

“很多年前小李的膝关节受过伤，当时检查后医生说没有骨折，但一直痛，为什么还会痛？”

这可能是由创伤性关节炎引起的。创伤性关节炎又叫外伤性关节炎、损伤性骨关节炎，关节受伤后可引起关节软骨退化变性，以及继发的软骨增生、骨化等病理变化，主要表现为关节疼痛和活动障碍。创伤性关节炎可发生在任何阶段，但以青壮年多见。也可能由于关节周围韧带损伤没有修复如初，因此迁延不愈，尤其是变天的时候发作、加重。

20 发烧后为什么会出现膝盖疼痛，无法活动了?

“同事前两天开始发烧，这两天说膝盖痛，不能活动了，是怎么回事？”

如果患者膝关节痛、肿胀、活动障碍的同时存在高热、怕冷、乏力等全身表现，可能是化脓性关节炎。化脓性关节炎主要是由化脓性细菌导致的，大多数患者存在其他感染的部位，全身的感染症状比较严重，膝关节处于屈曲状态，疼痛剧烈。化脓性关节炎可引起关节破坏及功能丧失，因此必须引起重视。

21 膝关节痛会与腘窝囊肿有关吗?

有可能。腘窝为膝关节后方的一个菱形窝，主要由血管神经等组织组成。如果腘窝囊肿增大，引起腘窝压力升高，则可能压迫神经引起疼痛，导致膝关节疼痛，此时务必去医院就诊。

22 青少年为什么会出现膝关节肿胀淤血?

青少年膝关节或其他关节反复发生肿胀淤血，往往应警惕是否患有血友病。此类患者体内不能自行制造某些凝血因子，受伤后出血难以控制。

血友病患者常常有出血家族史，建议到医院检查凝血功能和相关凝血因子活动度以排查。一旦确诊血友病，应避免深部注射。对于膝关节血肿，必要时给予输入相应凝血因子或新鲜血浆，纠正凝血功能后给予穿刺抽出后包扎。

23 走路时膝关节突然发软是怎么回事?

一般也叫打软腿，是指有突然要跪倒的感觉，往往出现于行走或上下楼梯的时候，有时会伴有明显疼痛的症状。

打软腿主要是由膝关节不稳定、膝关节软骨有损伤、股四头肌肌力较弱无力控制膝关节等原因所致。主要疾病包括先天盘状半月板、髌骨软化症、骨关节炎、韧带损伤、半月板损伤、关节内游离体、滑膜皱襞综合征等。经常出现打软腿现象会加重关节软骨的破坏和韧带的损伤，所以应尽快就医，以免延误病情。

24 为什么久坐后要先活动一下膝关节才能走路?

一般称这种现象为“胶着”现象：关节在某一位置较长时间静止不动之后，再活动时非常疼痛，必须缓慢地逐渐活动一会儿之后，“胶着”现象才会消失，膝关节才能屈伸运动。例如坐公共汽车，往往需要提前一站，患者就得站起来活动关节，才能下车。膝关节退行性病变、膝关节周围韧带损伤、滑膜炎症、髌下脂肪垫炎症等都可以造成这种现象。

25 除了膝关节，其他关节也痛时需要考虑什么原因?

除了膝关节部位疼痛，其他关节也痛的患者需要及时就诊。年龄较小的患者出现多关节痛时，应考虑到风湿性关节炎、幼年型类风湿关节炎的可能。成年人除了需要考虑骨关节炎外，还需要考虑结缔组织疾病、肿瘤、痛风等疾病。

26 关节痛的同时还出现皮疹，是怎么回事?

皮疹和膝关节疼痛同时出现，提示可能存在比较麻烦的疾病，如莱姆病和结缔组织疾病（尤其是全身性红斑狼疮和皮肌炎）。淋病性关节炎也以出疹为首发症状。年龄较小的患者，出疹则往往是风湿热发作的先兆。

27 什么是骨关节炎?

骨关节炎指由多种因素引起关节软骨纤维化、皲裂、溃疡、脱失而导致的关节疾病。病因尚不明确，其发生与年龄、肥胖、炎症、创伤及遗传因素等有关。骨关节炎以中老年患者多见，女性多于男性。60 岁以上的人群中患病率可达 50%，75 岁的人群则可达 80%。该病的致残率可高达 53%。骨关节炎好发于负重大、活动多的关节，如膝、脊柱（颈椎和腰椎）、髋、踝、手等关节。

28 什么是继发性膝骨关节炎?

膝骨关节炎可分为原发性和继发性两类。原发性骨关节炎多发生于中老年人，无明确的全身或局部诱因，与遗传和体质因素有一定的关系。继发性膝骨关节炎可发生于青壮年，可继发于创伤、炎症、关节不稳定、慢性反复的积累性劳损或先天性疾病等。

29 什么是软骨？骨关节炎时，软骨有哪些变化？

软骨是覆盖在关节内骨骼表面的一层薄薄的物质，它像一个弹性衬垫一样可以缓冲压力，保护关节骨骼。为什么关节软骨只有薄薄的一层，却能经受我们数十年运动的磨损？这是因为软骨本身可以新陈代谢，新的软骨不断生成，以弥补磨损的成分，维持动态平衡，所以它比强度最大的合金还要耐用。

但人到老年，普遍存在软骨生成不足的问题。组成软骨的主要物质——蛋白多糖聚合体流失的多，新合成的少，软骨就会软化、磨损。年轻时关节面是平滑的，到了老年就变得坑坑洼洼，甚至呈锯齿状，骨与骨之间的摩擦越来越厉害，就会导致疼痛、僵硬、发炎、肿胀等典型症状，重者能听到关节发出可怕的咔嚓声，令人不敢轻举妄动。

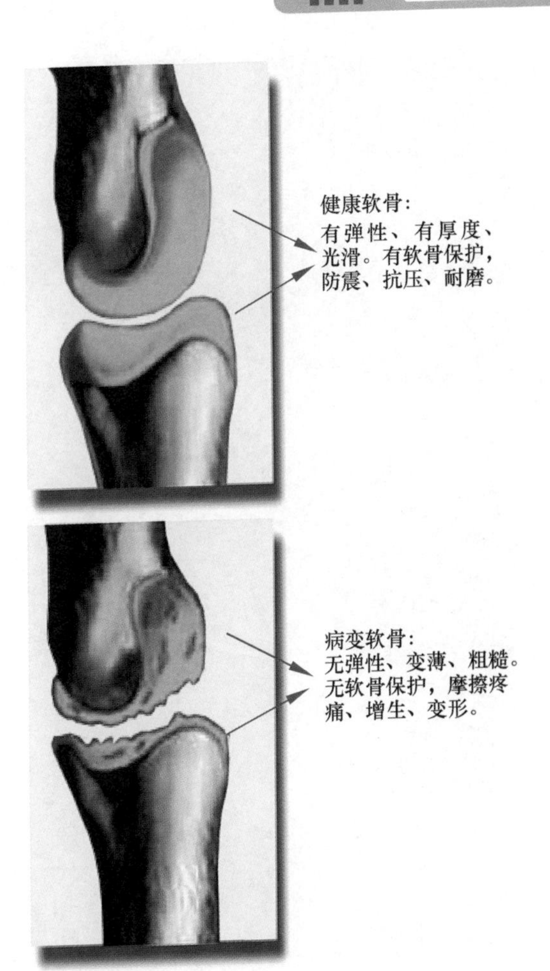

正常软骨和病变软骨示意图

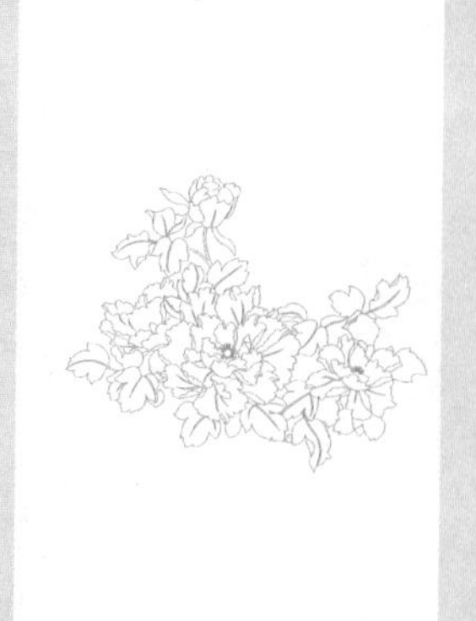

诊 断 篇

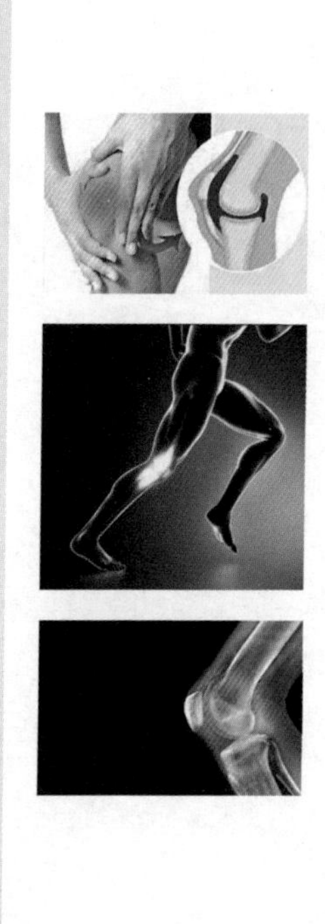

30 膝骨关节炎好发于哪类人群，都有哪些表现?

年龄大于50岁的肥胖女性和老年人是膝骨关节炎的高发人群，而且曾经从事较重体力劳动的人也较易发病。

患膝骨关节炎主要有以下几种表现：

（1）膝关节的疼痛常表现为始动痛，即由静止开始活动时出现疼痛；

（2）身体负重时疼痛加重；活动过多、天气变化、情绪波动，也可使疼痛加重。

（3）夜间痛，长时间静止也会产生疼痛；

（4）关节肿胀，影像学检查上可伴有关节积液或骨质增生、软组织变性增生。

（5）关节变形，膝内翻较为常见，也可有肌肉萎缩等。

（6）关节活动受限，活动时可伴弹响声，关节僵硬、不稳。

31 老年人出现膝关节痛，明确诊断需要做些什么检查?

首先，医生听完患者诉说后会对其膝关节及相关部位进行查体；然后根据情况分别给予血液、X线片、磁共振（magnetic resonance imaging，MRI）等检查。血液检查主要包括血常规、炎症指标、类风湿因子、尿酸和抗核抗体等检查。X线片适用于所有膝关节疼痛的患者。进行膝关节MRI检查往往能更精准地诊断。肌骨超声检查对膝关节疼痛鉴别诊断也有很大意义。考虑膝关节原发性肿瘤或有肿瘤转移的可能性时，可进行放射性核素骨扫描或正电子发射型计算机断层显像（positron emission computed tomography，PET）检查。对怀疑有关节感染或结晶性关节病的患者，应进行关节穿刺检查或者滑膜活检。

32 膝关节痛为什么要做磁共振检查?

X 线片、CT 是膝关节的常见影像学检查手段，它们对膝关节内的骨骼改变显示得比较清楚，但是膝关节痛的原因不仅仅是由骨骼的病变引起的，韧带、肌肉、滑膜、脂肪垫、血管等都可以引起。当

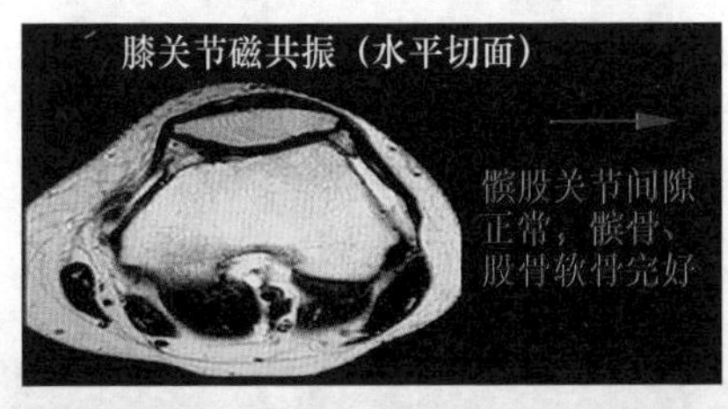

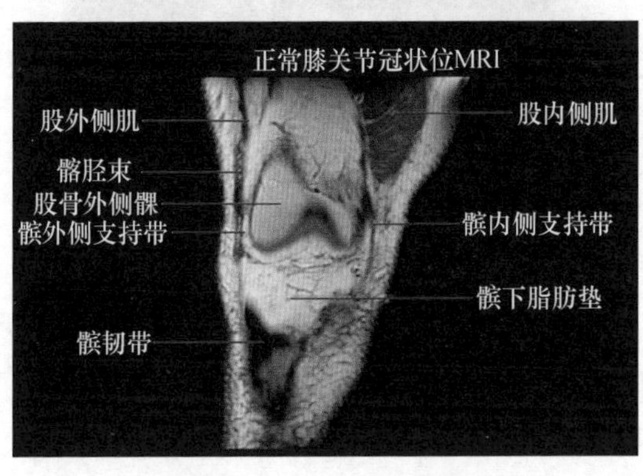

正常膝关节 MRI 部分图像

排除了骨骼原因导致的疼痛时，医生必须对上述这些软组织进行检查。

而 MRI 检查则更容易帮助医生发现软组织的病变，以便制定下一步治疗方案。

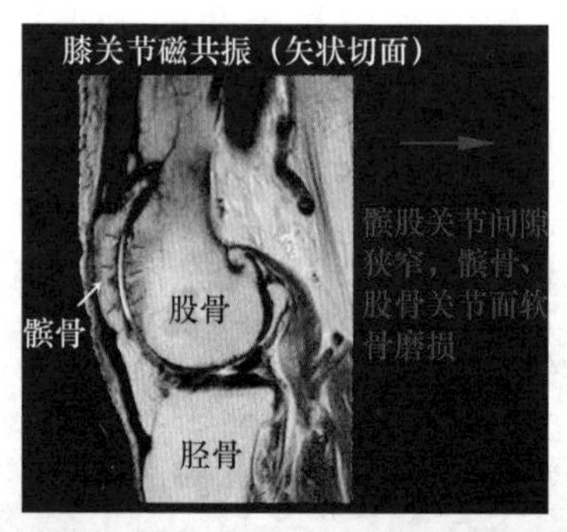

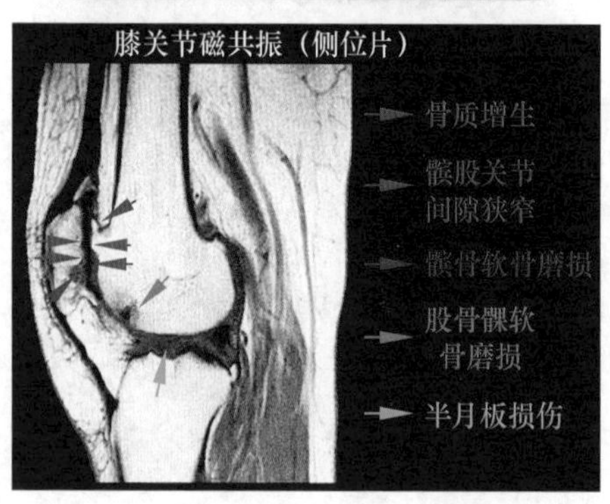

异常膝关节 MRI 部分表现

33 超声检查能诊断膝关节痛吗?

超声检查可以用来明确膝关节痛的原因是否为膝关节周围肌腱韧带损伤，或者膝关节周围占位性病变。对其中大部分病变可做出明确诊断。

具体地说，超声检查主要用于以下疾病的诊断：外伤性病变，包括肌腱撕裂或者断裂、侧副韧带损伤、肌肉损伤；肌腱病，包括跳跃膝（髌腱髌骨附着处炎症）、Osgood Schlatter's 病、胫骨粗隆骨骺的微小撕脱等；对于各种原因造成的膝关节积液，超声检查是最佳诊断方法；其他可用超声检查进行诊断的疾病包括膝关节周围肿物，如囊肿（滑囊囊肿、腱鞘囊肿、半月板囊肿等）和实性肿物（常见的有脂肪瘤、血管瘤、神经纤维瘤、神经鞘瘤、色素沉着绒毛结节样滑膜炎等），滑囊炎（如鹅足腱滑囊炎、髂胫束摩擦综合征、髌前及髌下滑囊炎等）。

34 怎样才能确诊是否得了膝骨关节炎?

膝骨关节炎的诊断标准（临床表现、实验室检查及放射学标准）包括：①过去的几个月中大部分时间均有膝关节疼痛；②关节边缘有骨赘增生；③滑液分析为典型骨关节炎（osteoarthritis，OA）表现；④年龄≥40岁；⑤发病期间早上关节僵硬≤30分钟；⑥关节活动时有咔嚓音。

具有上述的①和②，或者①③⑤和⑥，或者①④⑤和⑥，可以诊断为膝骨关节炎。其敏感性为94%，特异性为88%。

在这些标准中，均有患者主诉在过去发病的几个月中，关节疼痛持续较长时间，这是尤为重要的一个诊断标准。因为许多有X线表现的患者不一定有关节疼痛。如果单纯依照关节的放射学表现为标准，则扩大了骨关节炎的诊断范围。所以，在临床工作中，我们必须将骨关节炎的临床表现、体征与受侵犯关节的X线表现相结合来作出合适的诊断。

35 膝骨关节炎的严重程度怎样判断?

膝骨关节炎可以分为四期:

(1)发病前期:关节在活动后稍有不适感,活动增加后出现关节的疼痛及肿胀,在 X 线片及 CT 检查上看不到明显的软骨损害。

(2)病变早期:活动多后有明显的疼痛,休息后疼痛减轻。X 线片观察到的改变较少;CT 可见软骨轻度损害;如果行核素骨显像检查,被损关节可见凝聚现象。

(3)进展期:骨软骨出现进一步损害,造成关节的畸形,丧失部分功能,X 线片见关节间隙变窄,关节周围骨的囊性变,有时看到游离的小骨片。

(4)晚期:骨质增生明显、软骨剥脱引起功能完全丧失,关节畸形明显,X 线片示关节间隙变窄,增生严重,关节变得粗大,甚至出现骨的塌陷。

36 根据X线表现如何判断骨关节炎的分级?

目前常用的有 Kellgren 和 Lawrecne 的影像诊断标准和 Grade X 线分级标准，见表 1 和表 2 所示。

表 1　Kellgren 和 Lawrecne 的影像诊断标准

级别	X 线表现
0 级	正常
Ⅰ级	关节间隙可疑狭窄；可能出现骨赘
Ⅱ级	关节间隙轻度变窄；明显骨赘形成
Ⅲ级	关节间隙明显狭窄；中等量骨赘形成；软骨下骨质轻度硬化
Ⅳ级	关节间隙可能消失；多量骨赘形成；关节面下骨质硬化明显；关节肥大或变形

表 2　骨关节炎的 Grade X 线片分级

级别	Grade X 线表现
Ⅰ级	关节间隙无明显变化，有轻微骨质增生，可见软骨下骨硬化
Ⅱ级	关节间隙变窄（25% 以下）；有轻微骨质增生，可见软骨下骨硬化
Ⅲ级	关节间隙变窄（50%～75%），有明显骨质增生，可见软骨下骨硬化
Ⅳ级	关节间隙变窄（75% 以上），有明显骨质增生，可见软骨下骨硬化

37 软骨损伤是如何分度的?

一般地，按照关节软骨损伤程度分为四度：

0度：正常关节软骨。

Ⅰ度：软骨表面纤维化。

Ⅱ度：软骨纤维束样改变。

Ⅲ度：软骨脱落，软骨下骨暴露。

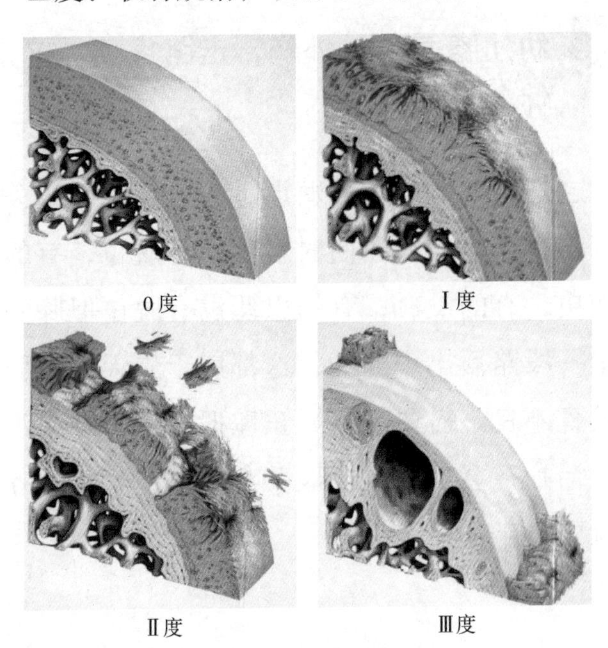

软骨损伤不同分度

38 假性膝关节痛指的是什么？

假性膝关节痛是指腰部、髋部等疾病引起的膝关节疼痛，必须针对相应的原发疾病进行治疗，而针对膝关节治疗无效。

39 幼儿膝盖未受外伤，走路疼痛，这是什么问题？

这是膝关节的一种畸形，叫先天性髌股关节发育不良。髌骨在屈曲时自然向外脱位，有的有外伤史，有的没有，有的患儿没有脱位但膝关节行走一段路后出现疼痛，这都属于先天性髌股关节发育不良。需要手术矫正髌股关节，如果没有及时治疗，会发展成髌股关节骨关节炎，治疗起来就更为麻烦。

40 怀疑自己半月板损伤了，要做些什么检查?

医生在对你的关节进行检查后，会建议你去拍膝关节的 X 线片。X 线片主要用于鉴别排除关节游离体、骨肿瘤等疾病。因为这些疾病和半月板损伤临床表现相类似。同时医生会让你做 MRI 检查，MRI 是确诊半月板损伤的有力证据。通过 MRI 检查，能够明确半月板是否损伤，确定半月板损伤的程度，这对制定治疗计划至关重要。

41 半月板损伤如何分级?

半月板损伤可分为 4 级。

级别	影像学表现
0 级	正常
Ⅰ级	半月板内见点状或球状高信号影，未累及关节缘和关节面
Ⅱ级	半月板内见线状、条状高信号影，可达关节缘，但未累及关节面
Ⅲ级	异常高信号影累及关节面

42 如何判断半月板损伤了?

有些症状可以提示半月板损伤，如关节疼痛、运动障碍、关节肿胀、走路时候有交锁现象等，但是这些都不是**专有**的症状。要明确半月板是否损伤、损伤的严重程度、是否需要手术治疗等，还是需要到医院进行相关的体格检查和影像学的检查，尤其是 MRI 检查。

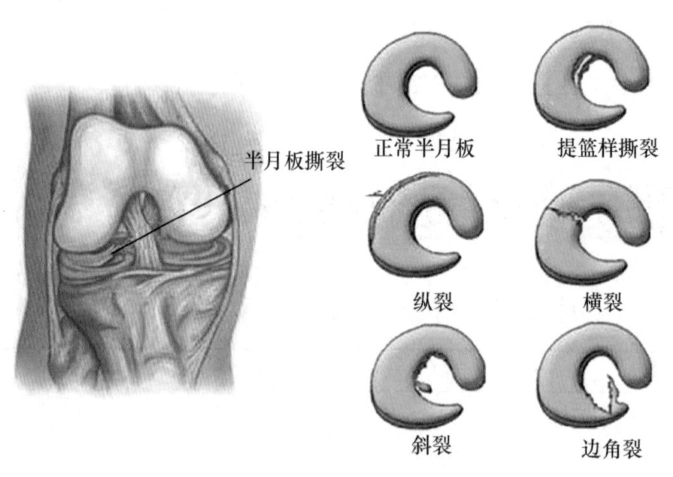

膝关节半月板及其病变类型

43 什么是生长痛?

“孩子膝关节经常痛，医生说是生长痛。什么是生长痛？”

生长痛是指儿童膝关节周围或小腿前侧疼痛，这些部位没有任何外伤史，活动也正常，局部组织也无红肿、压痛。经过详细检查，排除其他疾病可能性后可确定为生长痛。

生长痛大多是因儿童活动量相对较大、长骨生长较快、与局部肌肉和肌腱的生长发育不协调等而导致的生理性疼痛。临床多表现为下肢肌肉疼痛，常发生于夜间。

44 因膝关节疼痛就诊时，为什么要告诉医生目前所服药物?

膝关节疼痛患者去医院就诊时，需要和医生说明目前正在服用的药物和合并疾病。一是有助于诊断，二是有助于医生调整药物或者治疗方案。

有些药物的不良反应会引起关节疼痛，这是一种与它们预期的治疗作用无关的副作用。例如，经过糖皮质激素治疗之后出现膝关节疼痛，可能是由于原本引起疼痛的炎症出现反复，或假风湿病所导致。皮质激素减量也可能诱发膝关节疼痛。

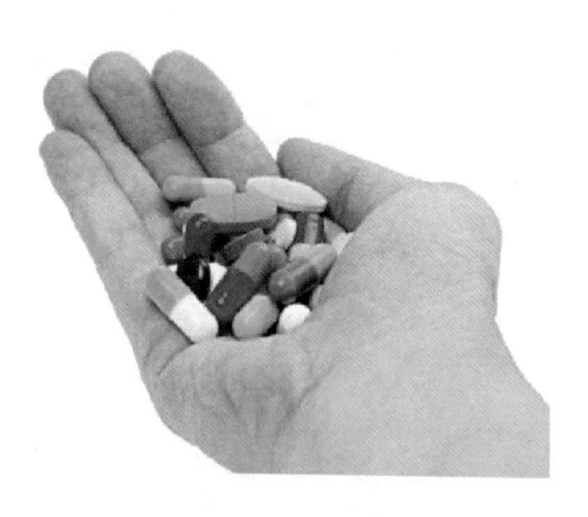

45 受伤后不能伸直膝关节了，是什么原因?

可能发生了髌韧带损伤。髌韧带损伤最显著的特点是膝关节不易伸直，能走路，上楼无困难，下楼困难。另外，还表现为髌韧带附着点压痛。出现上述症状建议立即到正规医院就诊处理。

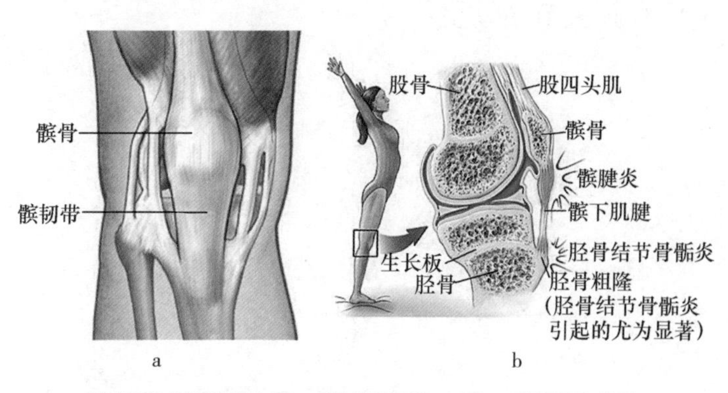

髌韧带示意图（图 a 是正面观；图 b 是侧面观及膝关节反复损伤部位截面示意图）

46 被车撞后出现膝关节肿痛，是不是膝关节韧带损伤了?

根据描述，膝关节损伤的可能性比较大。膝关节韧带损伤患者常有外伤史，受伤时可感关节内有撕裂感，伤后膝关节肿胀明显，膝关节内侧疼痛、压痛，小腿外展时疼痛加剧，几天后会出现淤斑，常伴有膝关节活动受限。

47 打篮球后出现膝盖痛，是什么原因?

“我儿子读初中了，打篮球后出现膝盖骨尖的那个地方痛，特别是起跳投篮时更痛，是什么问题啊？”

根据描述，初步判断是髌尖末端病。所谓末端病，是指肌腱或韧带止点部因劳损而引起的组织变性改变。髌尖末端病（也称髌尖劳损）是指髌尖肌腱止点处以疼痛为主的慢性创伤性病变。该病表现为起跳、负重蹲起或深蹲时疼痛，静息时也有疼痛，又称为“跳跃膝”或“篮球膝”。

该病的典型症状是：缓慢起病，平时症状不明显，在起跳时疼痛明显，半蹲会痛，疼痛局限在膝前面，有时会打软腿，压痛点主要在髌尖。髌尖末端病是临床上治疗最困难的运动损伤之一，严重影响运动能力的发挥。

48 外伤后膝关节疼痛一定要做磁共振检查，还是先拍个片子看看？

许多外伤后膝关节疼痛综合征可采用保守的方法进行治疗，然而有些需要非保守处理（如手术治疗）。因此，对外伤后膝关节及早使用 MRI 检查很有必要，有时候还需与常规 X 线片、CT 检查等一起提供更多的诊断信息，对于确诊和制定下一步临床治疗方案具有明确指导意义。

49 膝关节交锁一定是半月板损伤吗？

不一定。关节内肿瘤、软骨游离体以及其他情况都可能引起交锁。

50 关节痛同时感到肌无力，需要考虑什么原因?

如果关节痛的同时出现肌无力，应考虑结缔组织疾病，尤其是风湿性多肌痛和多发性肌炎。此外，恶性肿瘤引起的副癌综合征也能出现大关节疼痛和肌无力。如果是年龄较小的患者出现膝关节疼痛和肌无力，可考虑是皮肌炎。应该注意的是，大约有20%的皮肌炎患者合并有隐蔽的恶性肿瘤，包括累及膝关节及其相关结构的原发肿瘤或转移瘤。

51 关节痛同时膝关节肿胀有积液，需要考虑什么原因?

一般滑膜受到炎症、肿瘤等原因刺激会产生关节积液。因此，膝关节感染、无菌性炎症、损伤、肿瘤等都可能有关节积液这一症状。

52 什么是隐神经痛综合征?

隐神经是人体最长的皮神经，为单纯的感觉神经，是股神经分支。其起自腹股沟皱裂处股神经，伴股动脉外侧下行由股收肌管前壁穿出后，离开该管在膝内侧、缝匠肌与股薄肌之间，穿固有筋膜，沿大隐静脉下行，至小腿内侧，沿胫骨内侧缘下行到足内侧。

隐神经痛综合征是多种原因导致的以隐神经支配区（大腿内下侧和小腿前内侧）皮肤疼痛和感觉异常为特征的一组症状。其以膝内侧及小腿前内侧持续性疼痛和酸冷感为主，可有皮肤痛觉过敏或者感觉减退。疼痛常在疲劳、站立及步行后加重，也可因大腿过伸而诱发。

53 膝关节痛与坐骨神经痛有关系吗?

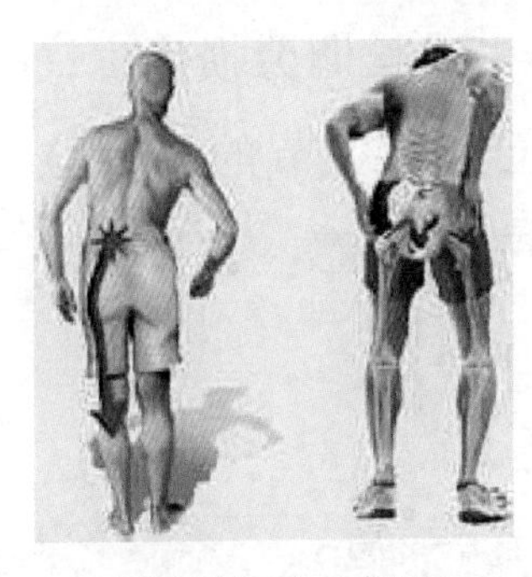

坐骨神经痛示意图

“我膝关节痛了很久，同事说我可能是坐骨神经痛，有这个可能吗？”

膝关节痛往往局限在关节周围，包括膝关节的前面和后面，而坐骨神经痛往往是下肢后侧的疼痛，即臀部、大腿后侧、小腿后侧，常伴随着足部、脚趾疼痛，有时伴有麻木。虽然两者一般均表现为行走后加重，但是部位不一，发病原因不同，治疗方案也不同。若要鉴别膝关节痛是否由坐骨神经痛引起，建议去医院就诊，经过医生查体和相关的实验室、影像学检查后可以明确。

54 如何诊断膝部滑囊炎?

首先，患者有膝部受伤史或长期劳损病史；膝部疼痛，局部肿胀，可位于膝关节的不同位置；触压痛明显，有波动感或囊性感，必要时行穿刺可确诊。

55 髌骨软化症是骨头软掉了吗?

髌骨软化症是指髌骨软骨面受损导致的软骨破坏。可有膝半蹲位受伤史或反复劳损史；发病初期感觉膝部酸软无力，弥漫性不适渐渐加重，上下楼时明显，休息后消失；活动量过大、过猛时疼痛加重，尤其是半蹲位明显，半蹲痛也是该病最主要的特征表现；膝关节打软或不稳感，尤其上下楼、路不平及刚起步时可突感膝部不稳，有想跪倒的感觉；关节活动不灵活，有僵硬滞涩感，患者可能自觉有“卡住”感，有时可伴有弹响。

56 髌骨软化症主要有哪些表现，需要做什么检查?

髌骨软化症患者往往磨髌试验、单足半蹲试验呈阳性；X 线片见早期局限性软骨变薄或软骨面不平整。晚期可见关节间隙狭窄，软骨下骨硬化、骨赘形成。MRI 可以更早期、更清晰地判断髌骨软化症。

57 经常爬山会出现脂肪垫劳损，这是怎么回事?

脂肪垫劳损多发于经常步行、登山或蹲起动作较频繁的 30 岁以上人群。患者会感觉膝关节疼痛，完全伸直时疼痛加重，但关节活动并不受影响，劳累后症状更明显。

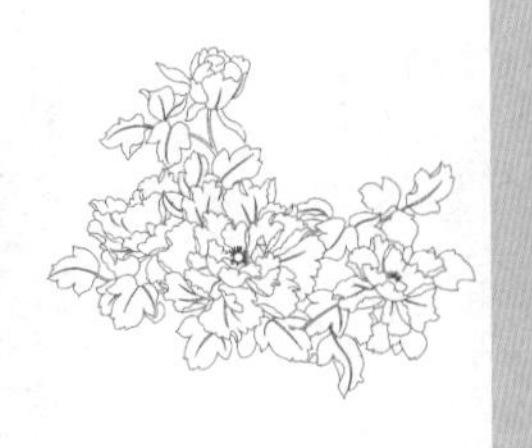

治 疗 篇

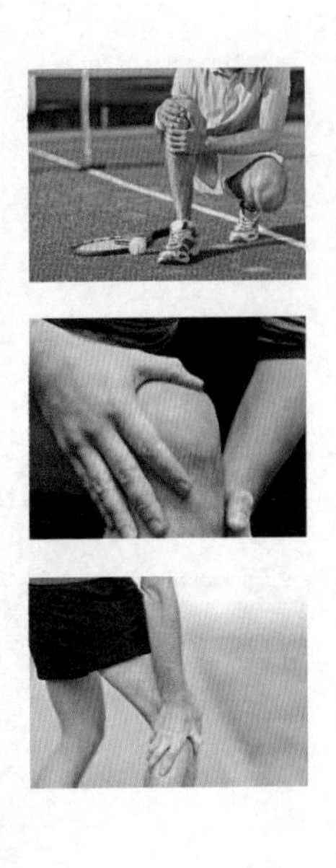

58 骨巨细胞瘤一定需要开刀吗?

需尽快治疗!

骨巨细胞瘤是具有局部侵袭性的良性肿瘤，是一种常见的原发性骨肿瘤，占我国骨肿瘤发病率的10%～15%，发病年龄多在20～40岁，男女肿瘤发病比例为1∶1.5。几乎所有部位的骨骼均可发病，最常见于膝关节。有些患者会出现膝关节疼痛、肿胀，关节活动受限；也有些患者的关节周围会突然有剧烈疼痛感。这种肿瘤生长活跃，**有恶性倾向**，对骨质侵蚀破坏性大，如得不到及时妥善的治疗，可能造成严重骨折而致残，少数患者会发生肿瘤复发和肺转移，甚至危及生命。

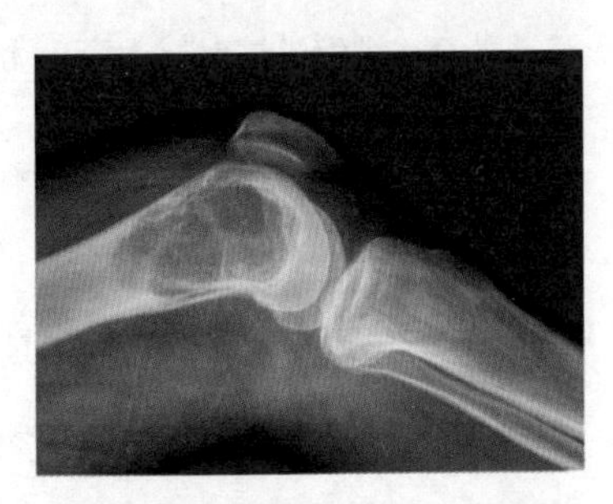

骨巨细胞瘤的X线片表现

59 治疗髌骨软化症有哪些方法?

（1）一般治疗：症状较轻者应适当休息，避免剧烈运动和长期屈膝半蹲位工作，可做红外线、激光等理疗，或者接受正规推拿、按摩等治疗，以促进局部血运、缓解症状；

（2）药物治疗：可应用非甾体抗炎镇痛药物，如芬必得、吲哚美辛、西乐葆；必要时可以辅助应用维生素 E、硫酸软骨素等；也可用中药熏洗，药物外擦等；或者氟比洛芬凝胶等贴剂外用。

（3）微创注射治疗：髌骨周围的痛点和压痛点是软组织损伤的病变部位，这也是注射或者针刀治疗的靶点。

（4）手术治疗：对于症状重，以上治疗效果不理想的患者，可考虑手术治疗，包括软骨病灶切除、髌骨软骨面全切除及髌骨切除术等。

60 伸膝筋膜炎怎么治疗?

（1）一般治疗：包括热敷、超短波、冲击波等理疗，对梁丘、阴陵泉等穴位进行按摩或针灸。另外，手法按摩也是治疗本病的有效手段，手法是对疼痛触发点、痛性条索进行揉、推拿、铲、刮等，其轻重因人而异；冲击波治疗对肌筋膜炎有特效。

（2）药物治疗：可应用非甾体抗炎镇痛药物、肌肉松弛药物；局部擦正红花油及外用药膏等。

（3）对于西医药物、物理治疗、传统中医中药、冲击波治疗无效的患者，可以到疼痛门诊行扳机点注射、银质针和神经射频治疗等。

61 髌韧带损伤很久了，药物和物理治疗好像不起作用，下一步该怎么治疗？

坚持冲击波治疗、康复锻炼和药物治疗会有疗效。具体分别见冲击波、康复理疗等内容介绍。

62 膝关节滑膜炎怎么治疗？

膝关节滑膜炎需要仔细检查，不同病因的滑膜炎治疗方法不同：如果是绒毛结节性滑膜炎，需要膝关节镜手术切除；如果是全身多关节炎病变，需要查明原发病情，再根据原发病给予正规的治疗；如果只是膝关节一般的滑膜炎，可建议保暖、休息，辅以膝关节物理治疗、推拿治疗、穿刺疗法、药物疗法等，对于保守治疗无效、疼痛较重，影响活动或关节功能、囊壁较厚和病期迁延不愈的患者，可采用微创手术切除治疗。

63 半月板损伤后还能走路，为什么要早治疗?

半月板损伤治疗原则是尽力维持半月板的功能，能缝不切，能少切就不全切。具体治疗方案取决于半月板的损伤程度。对于年龄较轻、半月板撕裂较新鲜、裂口长度较短的患者，医生会视其损伤位置采用缝合或固定的方法进行治疗。而陈旧或损伤严重的患者，则丧失了缝合的时机。半月板刚受伤时裂口小，切除一小块就可缓解症状，但若患者不够重视，直到不能走路了才来看病，错过了最佳的治疗时机，只能切除更多甚至切除全部。

64 得了髌尖末端病是不是就不能运动了，该怎么治疗？

不是的。髌尖末端病要暂时调整运动量，特别是减少起跳的量就可以了，训练时可以佩戴髌骨带或贴扎肌内效贴布保护，同时配合治疗。治疗以物理疗法为主，局部超声波理疗、冲击波治疗、针灸、按摩都有不错的效果。对比较顽固的疼痛，可以在髌韧带附近做注射治疗，尤其是富含血小板的血浆注射，同时配合积极的、长期的康复训练。

65 膝关节运动损伤后只要局部不痛就可以了吗?

不是的。运动损伤的发生肯定有其内在的因素存在，比如解剖弱点、肌肉力量不平衡等。治疗后疼痛缓解只是解决了损伤炎症问题，而没有解决发生损伤的根本。正所谓“治标不治本”，很快又会复发的。

疼痛缓解后积极康复训练才是上策，针对膝关节的康复训练最好请教专业的运动医学医生。主要训练股四头肌、腘绳肌及臀部外旋肌（臀中肌），简单的训练动作有靠墙静蹲、坐位伸膝、侧卧位屈膝外旋、卧位屈膝抗阻等。

66 在户外膝关节扭伤后局部肿胀疼痛，应如何处理?

膝关节扭伤一般发生在体育锻炼、快速奔跑或走路爬山不慎时，关节扭转的幅度超过正常的范围，导致关节韧带过度伸展和撕裂，从而造成关节扭伤。关节扭伤的典型症状有关节出现肿胀、剧烈疼痛及局部皮肤颜色改变等。膝关节扭伤千万不可麻痹大意，以免出现不良的后果。首先要避免走动或用患肢站立，遵循 RICE 原则进行紧急处理。患者受伤 30 分钟内采取上述急救措施的话，不仅可以明显地减轻患者的伤痛，并且对下一步的治疗十分有帮助。处理后立刻去正规医院做进一步检查和专业治疗。RICE 原则包括：

（1）R（Rest）休息：叮嘱受伤者不要随意走动，不要站立负重，也不要对扭伤部位进行按摩、扭转和牵拉，以免进一步加重关节的损伤。

（2）I（Ice）冷敷。扭伤关节处尽快用冰块或冷毛巾覆盖，或将患处放入冷水中浸泡 15～30 分钟。这样有利于消除患处的疼痛、肿胀和肌肉痉挛。

（3）C（Compression）压迫。若去往医院的路途较远，可用弹性绷带对患者的扭伤部位进行包扎。这样可避免扭伤部位发生内出血，但不要包扎得过紧，以免影响肢体的血液循环。

（4）E（Elevation）抬高。应将患者的患肢抬高，并在患肢的下面垫一个枕头，使患肢高于心脏水平。这样可减少患肢的血流量，控制内出血。

67 富血小板血浆治疗是一种什么样的治疗方法

“听说美职篮球星在膝关节内侧副韧带拉伤之后，采用血浆治疗后恢复速度加快，这是什么治疗方法？”

他们接受的是富血小板血浆治疗（platelet-rich plasma treatment，PRP）。PRP是20世纪90年代提出的一种治疗方法，是把患者自己的血液抽出，经过离心后得到血小板的浓缩物，然后再注射回出现伤病的部位。因为富血小板血浆含有大量生长因子和蛋白质，所以能促进细胞再生，加速组织恢复。这种治疗方法对于美职篮球员来说比较常见。安德鲁·博格特、德怀特·霍华德等人都接受过这样的治疗。

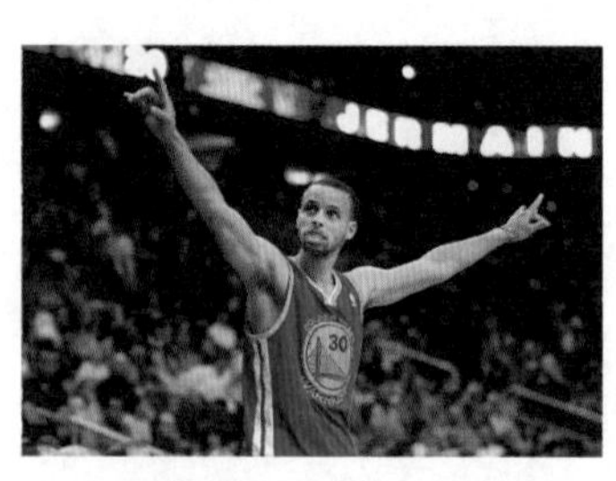

很多体育明星多年前就开始接受PRP

68 除了韧带拉伤之外，PRP 还能治疗哪些膝关节疼痛疾病？

PRP 还能治疗膝骨关节炎、半月板损伤、肌腱损伤、肌肉拉伤等相关疾病。PRP 治疗膝骨关节炎时能够减缓软骨细胞的破坏速度，减轻患者的疼痛，改善患者的关节功能，在膝骨关节炎发病的早期效果尤为明显；还可以用于玻璃酸钠治疗效果不甚明显的患者的治疗。在治疗肌腱损伤、肌肉拉伤时，富血小板血浆通过加速细胞的再生和组织的修复，加快损伤的恢复过程。

69 PRP 的治疗效果如此明显，那么它有什么副作用吗?

富血小板血浆是人体血液成分的提取和浓缩的产物，自身血液的回输不存在过敏反应等输血相关风险，但是操作过程必须严格规范以免出现感染，造成严重的不良后果。此外，PRP 技术应用时间较短，其在关节腔内注射的建议等级美国医师协会定位尚不确定，所以治疗前需与疼痛科等专科医生沟通。

70 为什么对膝骨关节炎提倡早期治疗?

膝骨关节炎患者往往有着漫长的膝痛反复发作史，当问及病友“为什么不早治”时，回答常是“希望能拖好”“可以忍受”之类的话。其中有一部分是主观上不重视，有一部分则是出于经济上的考虑，其实，任何疾病都应该及早治疗，经济上越困难越要找信誉好的医院治疗。

随着老龄化进程，骨关节炎患者也日益增多。目前，65 岁以上人口中骨关节炎患病率为 80%，而致残率高达 53%，是导致成年人残疾的第一大慢性疾病，可见其早期治疗的重要性。世界卫生组织把骨关节炎列为继心血管病、肿瘤、糖尿病之后的第四大老年病。从世界范围来看，其患病率和患病人数在四大老年病中均居于首位！骨关节炎，是国内外医学界的重要研究课题。

71 膝关节痛治疗最终能够达到什么效果，能完全康复吗?

外伤或者其他系统性疾病导致的膝关节痛，经过对外伤和系统疾病积极治疗可以治愈，但是若不积极治疗，可能留下后遗症。像膝骨关节炎导致的膝关节痛，往往与关节内的病变和衰老相关，无法完全康复，但仍然是可以减轻甚至消除疼痛的。必要时可行外科手术矫正畸形，改善或恢复关节功能，改善患者生活质量。

72 膝骨关节炎疼痛治疗方法有哪些，根据什么选择治疗方法?

治疗原则是物理与药物治疗相结合，必要时手术治疗。治疗需要遵循个体化和阶梯化，结合患者自身情况，如年龄、性别、体重、自身危险因素、病变部位及程度等选择合适的治疗方案。

73 医生常提及个体化治疗，什么是膝骨关节炎的个体化治疗？

个体化治疗是根据患者的临床症状和体征，结合性别、年龄、身高、体重、家族疾病史，以及实验室检查和影像学评估等数据确定药物使用剂量、剂型和治疗方案，以期达到患者预期治疗效果，同时副作用最低。对于某些疾病，可以更为个体化治疗，即精准医疗，就是以个人基因组信息为基础，结合蛋白质组、代谢组等相关内环境信息，为患者量身设计出最佳治疗方案，以期达到治疗效果最大化和副作用最小化的一门定制医疗模式。

74 膝骨关节炎个体化治疗时需要考虑哪些因素?

骨关节炎疾病的治疗也是医学界不断研究的焦点。目前学者发现，除了需要关注的个体化因素以外，也需要关注引起膝骨关节炎的原因。最近，专家们描述了不同表型的骨关节炎：肥胖相关的骨关节炎、机械诱发的骨关节炎以及老年性骨关节炎。根据相关表型分层进行骨关节炎的个体化治疗已成为可能。

另外，近来国际骨关节炎研究协会（the Osteoarthritis Research Society International，OARSI）制定了膝骨关节炎患者非手术治疗指南。该指南的创新性在于区分四种不同的表型［分别为单纯膝骨关节炎（无合并症）、单纯膝骨关节炎（有合并症）、多发性骨关节炎（无合并症）和多发性骨关节炎（有合并症）］，并且分别提出了治疗建议。适用于所有个体的核心治疗方案，包括地面锻炼、体重管理、力量训练、水中锻炼、自我管理和健康教育。

OARSI膝骨关节炎非手术治疗指南
推荐的治疗方案
（适用于下面各种
类型的膝骨关节炎）

核心治疗方案
（适用于所有人）

地面锻炼	水中锻炼
体重管理	自我管理和
力量训练	健康教育

单纯膝骨关节炎（无合并症）	单纯膝骨关节炎（有合并症）	多发性骨关节炎（无合并症）	多发性骨关节炎（有合并症）
· 生物力学干预 · 关节腔内注射皮质类固醇 · 外用NSAIDs · 步行手杖 · 口服COX-2抑制剂（选择性NSAIDs） · 辣椒素 · 口服非选择性NSAIDs · 度洛西汀 · 对乙酰氨基酚(扑热息痛)	· 生物力学干预 · 步行手杖 · 关节腔内注射皮质类固醇 · 外用NSAIDs	· 口服COX-2抑制剂（选择性NSAIDs） · 关节腔内注射皮质类固醇 · 度洛西汀 · 生物力学干预 · 对乙酰氨基酚(扑热息痛) · 口服非选择性NSAIDs	· 浴疗 · 生物力学干预 · 关节腔内注射皮质类固醇 · 口服COX-2抑制剂（选择性NSAIDs） · 度洛西汀

OARSI 膝骨关节炎核心治疗指南

75 什么是膝关节痛的阶梯式治疗?

以骨关节炎为例，其治疗方法很多，包括无创治疗、微创治疗、手术治疗等。无创治疗包括物理治疗、传统中医中药治疗、药物治疗、康复锻炼治疗等，适用于轻、中度患者以及手术后患者。若非手术治疗仍不能缓解者可行关节腔注射、膝神经注射射频、银质针等微创治疗。但对于保守及微创治疗无效或病情较重的患者需要手术治疗，如关节镜关节清理术、截骨术、关节置换术、关节融合术等。因此，阶梯式治疗即根据患者疼痛程度、病情发展，采取从保守、无创到微创，再到手术治疗的阶梯式治疗手段。

76 对于膝骨关节炎，除了服用药物外还有什么治疗方法?

非药物治疗方法很多，包括但不仅限于以下方法。

（1）自我行为疗法：减少不合理的运动，避免不良姿势，避免长时间跑、跳、蹲，减少或避免爬楼梯，减肥，适度活动，可行有氧锻炼（如游泳等）。

（2）关节功能的训练：如膝关节在非负重位下屈伸活动，以保持关节最大活动度，肌力训练等。

（3）物理治疗：主要增加局部血液循环、减轻炎症反应，包括热疗、水疗、针灸、按摩、超声波、牵引等。

（4）行动支持：主要减少受累关节的负重，可采用手杖、拐杖、助行器等。采用矫形支具改变负重力线：根据膝骨关节炎所伴发的内翻或外翻畸形情况，采用相应的矫形支具或矫形鞋，以平衡各关节面的负荷。

（5）针灸治疗等中国传统医学治疗方法。

膝骨关节炎的非药物治疗是药物治疗及手术治疗等的基础。对于初次就诊且症状不重的骨关节炎患者，非药物治疗是首选的治疗方法，目的是减轻疼痛、改善功能，使大家能更好地认识疾病和改善预后。但是若效果不明显，建议积极就诊后服药。

（6）根据病变程度也需要考虑微创治疗和手术治疗。

77 膝骨关节炎需要经常热敷吗？

热敷能够缓解疼痛和肌肉痉挛，有助于改善血液循环，减轻肿胀，但也不是所有情况都适用。急性期关节红肿热痛者，不能热敷，高血压、心脏病患者热敷时要慎重，尤其夏天气温高时更要注意。

78 为什么推拿对膝关节痛有效?

推拿手法可镇痛解痉，舒筋理骨，松解粘连，配合中药局部熏蒸、中药离子导入及温针灸等，可以温经脉、补气血、通经络、化淤滞、止疼痛，从而改善血液循环，促进损伤组织的修复，在一定程度上恢复膝关节的生物力学平衡。但不是所有的膝关节痛的患者都适合推拿，因此务必到正规的医院就诊。

79 中药外治是什么意思？就是像贴膏药一样吗?

中药外治不完全指贴膏药。中药外治包括熏、洗、敷贴、中药离子导入，可迅速有效地消除关节囊及滑膜炎症，松解关节粘连，解除肌肉痉挛，改善骨内微循环。中药外用在消除关节积液方面有一定疗效，但要避免膝关节皮肤破损，导致膝关节周围瘢痕形成，给以后膝关节手术治疗带来困难。

80 针灸可以治疗所有的膝关节痛吗?

绝大多数膝关节痛都属于中医痹证的范畴，可以采用针灸治疗。痹证是以肢体关节及肌肉酸痛、麻木、重着、屈伸不利，甚至关节肿大灼热等为主症的病证。本病可见于西医学的风湿性关节炎、类风湿关节炎、骨关节炎等疾病。轻、中度患者，经过针灸治疗，大多症状可缓解，久病或病情严重者还需其他治疗手段。注意排除骨结核、骨肿瘤等，以免延误病情。

81 针灸治疗膝关节痛的方法都一样吗?

不一样。对适于针灸治疗的膝关节痛，针灸医生会根据患者的症状、表现，予以分析，辨证论治，将其分型，不同证型对应不同的治则及治疗方法。针灸治疗膝关节痛的治疗方法包括针刺、艾灸、拔罐、电针、穴位注射等。一般寒、湿偏盛的可加灸法，热偏盛的可点刺放血。

82 什么情况下不宜用针灸治疗膝关节痛?

治疗前医生首先应注意患者的机能状态，对于大醉、大怒、饥饿、疲劳、精神过度紧张的患者，不宜立即针灸。妇女行经时，若非为了调经，亦应慎用针灸。孕妇尤其有习惯性流产病史者，应慎用针灸治疗。孕妇下腹、腰骶部及具有通经活血功能的腧穴，应禁行针灸。再者要考虑病情的性质，气血严重亏虚者（如大出血、大吐、大泄、大汗的患者），不宜针灸；形体极度消瘦者（如肿瘤、慢性消耗性疾病晚期患者），不宜针灸；传染性强的疾病和凝血机制障碍患者，一般不宜针灸治疗。

83 诊治关节痛，疼痛科与其他科室相比有什么特色治疗?

疼痛科除了常规药物治疗、物理治疗等方法外，还有一些特色治疗方式，如冲击波、消除扳机点、神经阻滞/射频、银质针导热、小针刀、臭氧注射、关节内及膝神经脉冲射频和腰交感神经调制治疗等，往往有令人意想不到的效果。

84 骨关节炎引起膝关节痛患者可以采用哪些理疗?

物理治疗的作用是消炎、消肿，促进血液循环和炎症的吸收，改善膝关节功能。运用物理疗法可以温和而有效地缓解膝关节的疼痛和僵硬感。常规的物理治疗方法有超短波、微波、离子透入、红光照射、超激光、超声波、经皮神经电刺激等。需要注意的是膝关节炎急性发作期，尤其是膝关节红肿发热时不要用热敷的办法消肿止痛，以免过热反而加重局部肿胀。

85 哪种物理治疗方法可以有效、迅速缓解膝关节疼痛?

当膝关节疼痛的情况不是特别严重时，物理治疗是其主要和首选的治疗方法。中频电流经皮电刺激疗法（以下简称中频电刺激）是一种安全、有效的治疗方法。中频电刺激可分为两种：

（1）经皮神经电刺激是通过调制中频电流作用于体表，直接兴奋皮下的神经肌肉，以达到效果；

（2）经皮穴位电刺激是基于神经电刺激和穴位原理发展而来，穴位是祖国医学中的神经反馈位点，中频电流作用于体表，可对皮下的相应穴位进行刺激。

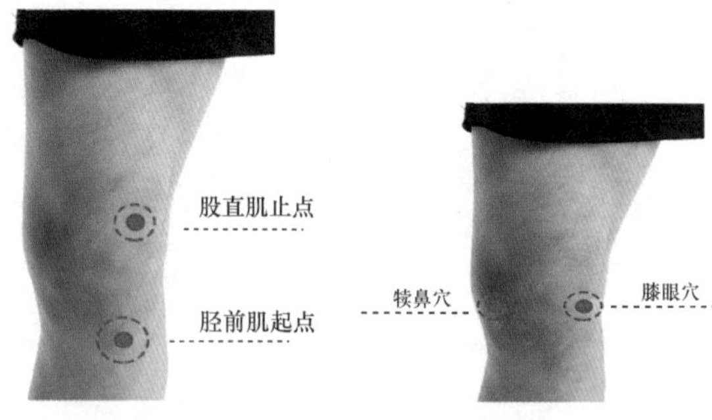

经皮神经电刺激部位　　经皮穴位电刺激部位

86 什么情况下，适合使用中频电刺激来治疗膝关节疼痛?

在膝关节损伤初期适合冰敷，后期的陈旧性疼痛适合热敷；若在损伤恢复的不同阶段配合中频电刺激疗法，既能在初期帮助镇痛，又可在后期加速恢复。

由于劳损、外伤、扭伤、关节炎等引起的膝关节问题，会出现肿胀、疼痛等情况，当损伤不严重或疼痛程度低时，使用中频电刺激可以有效、快速地缓解膝关节及其周围组织的不适症状，且能促进损伤部位尽早恢复。

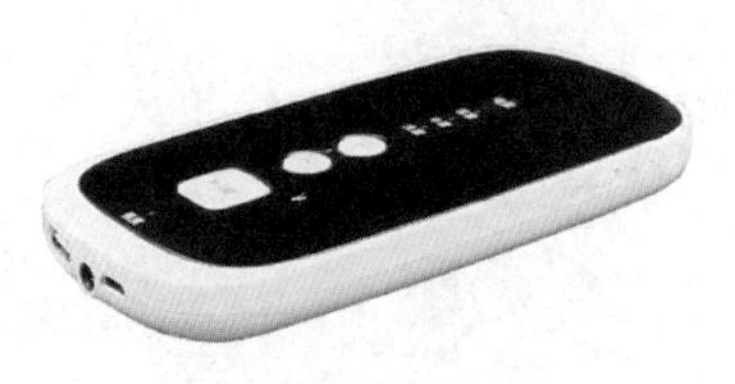

中频电刺激设备

87 中频电刺激为什么可以解决膝关节疼痛问题?

膝关节疼痛发生后，应尽快明确病因，积极治疗。只有尽快恢复损伤，才能把对人体和生活的影响降到最低。那么，中频电流是怎么解决膝关节问题的呢?

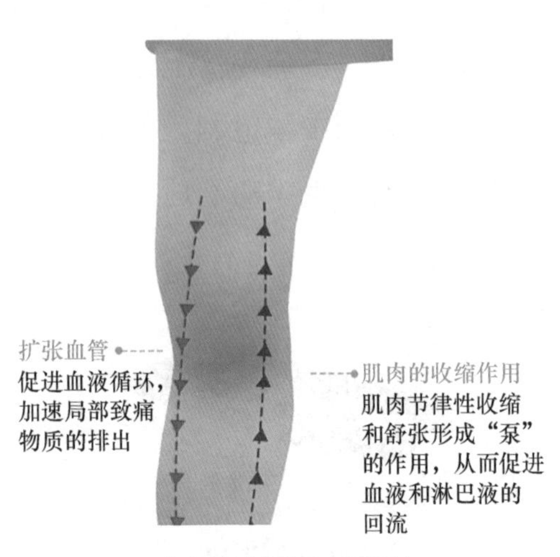

中频电刺激作用机制

其一，镇痛。中频可抑制痛觉的传导，并能使人体释放吗啡样物质，达到镇痛效果。

其二，改善局部血液循环，促进炎症消散。它能兴奋神经肌肉，使肌肉节律性运动，促进局部血液和淋巴液的回流，从而加强营养物质供应和炎症物质排出。

88 用智能中频电流设备治疗关节痛可靠吗?

目前市面上已经出现了一些便携式的智能中频电流设备，不仅体积小巧、方便携带，而且操作简单、能快速上手，易于长期坚持使用。比如：爱加时光机针对膝关节疼痛问题有多种解决方案可供患者选择。

作为智能设备，很多中频电流治疗设备能够通过蓝牙与手机实现连接，用户在手机界面即可对设备进行可视化操作。例如在爱加APP中，用户可选择适合自己膝关节的治疗方案，还可将不同方案加入个人计划中组合使用，真正实现个性化定制。此外，还可分析使用情况，用真实数据来评估使用效果。

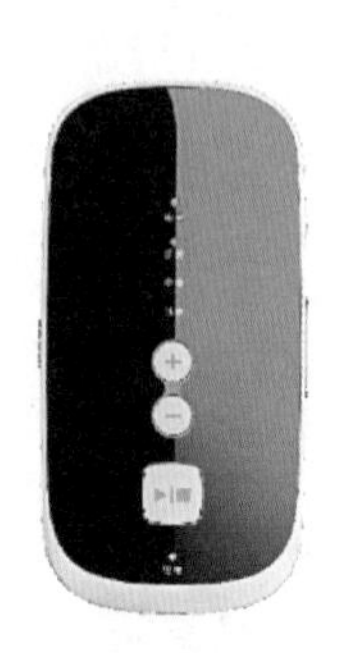
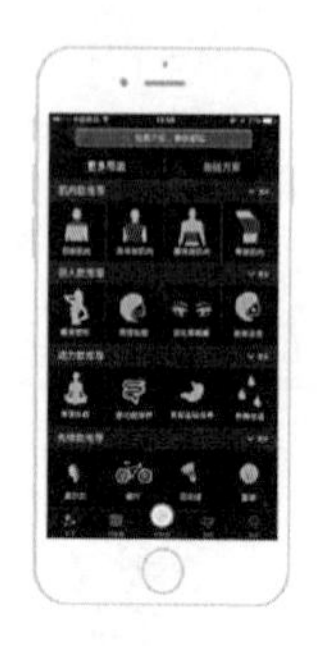

中频电刺激智能APP

89 冲击波治疗膝关节痛是一种什么治疗?

冲击波是一种不连续的、带有冲击力量的物理波，此波的特点是爆发力强，穿透力大。人们长期从事的各种慢性、积累性的损伤性活动，可以导致静力性的肌紧张，进而出现组织液慢性渗出和出血，逐渐形成瘢痕，最终形成皮下硬结。这也是关节痛发病的重要因素。冲击波在相同的组织中会以均匀的速度进行传播，然而在病变粘连的组织中，就会传播受阻，从而向不同的方向发生碰撞，产生强烈的能量释放，被动性剥离粘连的软组织，从而体外松解受损的软组织，解放受卡压的皮神经，达到治疗的目的。

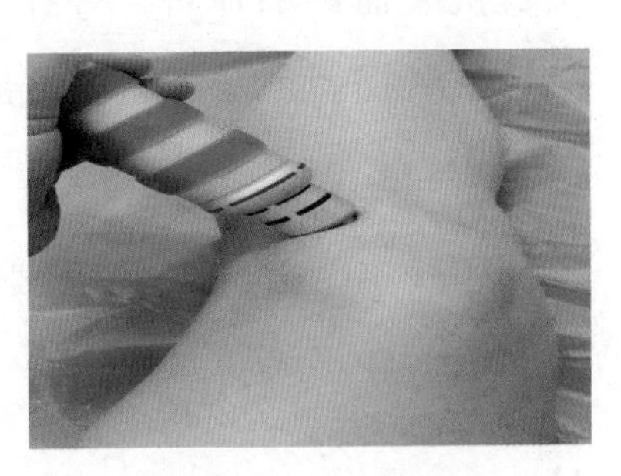

冲击波治疗示意图

因此，冲击波治疗不单纯是一种物理治疗，而且是病因治疗。

90 哪些疾病适合冲击波治疗？哪些患者不适合冲击波治疗？

冲击波疗法按其作用于病变位置的冲击波形式不同，可分为焦点式冲击波和放射状冲击波。焦点式冲击波适合治疗的疾病包括肩关节肌腱炎、肱骨外上髁炎（网球肘）、足底筋膜炎（足跟痛）。放射状冲击波属于低能量气动式冲击波，在治疗腱病及肌肉软组织疾病中，较传统的焦点式冲击波定位更精确，作用部位表浅，有利于大面积止痛。

有以下情况的患者不适合进行冲击波治疗：正接受抗凝血药治疗者，存在凝血障碍者，局部有感染灶、肿瘤者，孕妇，带心脏起搏器者或者不愿意接受者。

91 冲击波治疗多少次可以有明显的效果?

冲击波治疗是一种无创性治疗，最初用于肾结石的治疗。随着冲击波的变革和技术参数的创新，逐渐将经皮治疗肾结石的仪器发展为治疗骨与肌筋膜痛了。机器发出的冲击力到达病变处，使粘连松开，骨关节肌肉、韧带等血流增加。虽然多数患者首次治疗效果非常明显，但疗效也会因人而异。年轻人、病情轻者、粘连轻者，一次即可治愈。而老年人、恢复能力较差者，需多次治疗才能治愈。用于膝关节周围韧带损伤康复期或者肌腱病时，一般一周 1～2 次，8 次为一个疗程。

92 冲击波治疗的时候会痛吗？冲击波对身体有伤害吗？

进行冲击波治疗时会有轻度疼痛，但多数人都可以耐受。在正常组织中治疗时，一般感觉不到疼痛。也就是说，在有粘连、炎症的地方，也就是所谓的痛点处，疼痛会加重。而在正常的组织中，它均匀传播，不会有疼痛的感觉。

冲击波是一种物理治疗波，一般软组织都有一定的耐受性，所以治疗要有限度，不能使劲打、反复打，它可以刺激人体的修复能力，激活潜在的修复基因，所以不宜长期做。一般一周 1～2 次，8 次为一个疗程。一个疗程如无明显好转，隔段时间再行第二疗程治疗。

93 膝骨关节炎药物治疗原则是什么?

（1）用药前进行风险评估，关注潜在内科疾病风险。

（2）根据患者个体情况，剂量个体化。

（3）尽量使用最低有效剂量，避免过量用药及同类药物重复或叠加使用。

（4）根据患者药物治疗反应和病变严重程度，阶梯化选择镇痛药物。

（5）同时给予对症治疗和对因治疗药物。

94 膝关节痛为什么要使用抗炎镇痛药物?

大部分患者膝关节痛都与炎症相关，尤其是无菌性炎症。而抗炎镇痛药物包括对乙酰氨基酚和非甾体抗炎药（non-steroidal antiinflammatory drugs，NSAIDs），具有解热、抗炎、抗风湿、镇痛等作用，是疼痛控制的最基本用药。

95 非甾体抗炎药只是一个镇痛药物吗？其镇痛机制是什么?

镇痛药物有很多种类，而非甾体抗炎药不是一个单纯的止痛药。该类药物通过抗无菌性炎症而起到镇痛作用，因此消除疼痛的同时也在对因治疗，可以起到一定的根治作用。其主要通过抑制环氧合酶活性，减少前列腺素的合成来发挥镇痛、抗炎等作用。主要用于轻度至中度疼痛的治疗，以及重度疼痛的复合用药。

96 服用非甾体抗炎药需要注意什么不良反应?

服用非甾体抗炎药（NSAIDs）常见不良反应有消化道反应、心脑血管疾病，肝毒性、肾毒性、肺毒性以及神经系统和皮肤的不良反应。以上不良反应发生率并不高，但仍建议采用最低的有效剂量和尽量短的疗程以减少 NSAIDs 的风险。

美国老年学会、英国老年学会等国际组织制定的老年慢性疼痛患者用药相关指南或共识中建议：临床上应用非甾体抗炎药的同时，应配合使用质子泵抑制剂或高剂量的 H_2 受体拮抗药（如金奥康、耐信等），以保护胃肠道。年龄超过 75 岁，既往有胃肠疾病史、慢性肾病史、心脑血管病史者应慎用非甾体抗炎药。禁止老年患者同时服用一种以上的非甾体抗炎药物。

97 骨关节炎患者胃肠道不好，不能服用非甾体抗炎药，怎么办？

胃肠道不好，最好不要选择口服用药，而是选择外用抗炎止痛贴剂——氟比洛芬凝胶贴膏（泽普思）。它是一种外用 NSAIDs 类药物，以新型凝胶为基质。目前国内外医生都推荐首先选择外用贴剂止痛。

98 氟比洛芬凝胶贴膏较一般膏药有什么优势？

氟比洛芬镇痛抗炎效果强，每贴含 40 毫克氟比洛芬，载药量大；每贴作用时间达 12 小时，作用持久；低过敏，不刺激、不粘毛，患者使用感受舒适，可以长期使用。因该药物是局部作用，对机体无不良反应，得到大量循证医学证据的支持，在国内外多项医学权威指南中均有推荐。

99 对于常年因膝骨关节炎疼痛患者，可以使用丁丙诺啡透皮贴剂吗？

按照目前欧洲、美国等多个国际膝关节痛治疗指南，慢性膝关节疼痛且使用非甾体抗炎药疗效不佳、疼痛明显而使用非甾体抗炎镇痛药物胃肠道不良反应高风险者，高龄、无法或者不愿意接受其他有创治疗者，应用阿片类药物是一种很好的选择。

阿片类药物的选择可以按阶梯进行，一般先选用弱阿片类药物，如曲马多缓释片或者丁丙诺啡贴剂；若使用上述药物仍不能有效控制疼痛，可以再考虑应用强阿片类药物，如芬太尼贴剂、奥斯康定等。尽量选用控缓释制剂。医生会根据患者临床症状予以适当调整药物剂量或者停止用药。因此，在医生指导下合理使用阿片类药物不会产生成瘾等副作用。

100 丁丙诺啡透皮贴剂就是敷贴在膝关节疼痛部位吗?

不是的。这个药物是通过皮肤吸收进入血液后起效的，所以和以往中药敷贴（如麝香镇痛膏）不一样，不需要敷贴在患病的膝关节。研究表明，敷贴于膝关节的丁丙诺啡透皮贴剂仅能达到敷贴在上臂外侧血药浓度的29%，这与丁丙诺啡的高度脂溶性和皮下脂肪层厚度相关。丁丙诺啡透皮贴剂应敷贴于上臂外侧、前胸上部、后背上部或胸部侧方没有过敏的完好皮肤上。

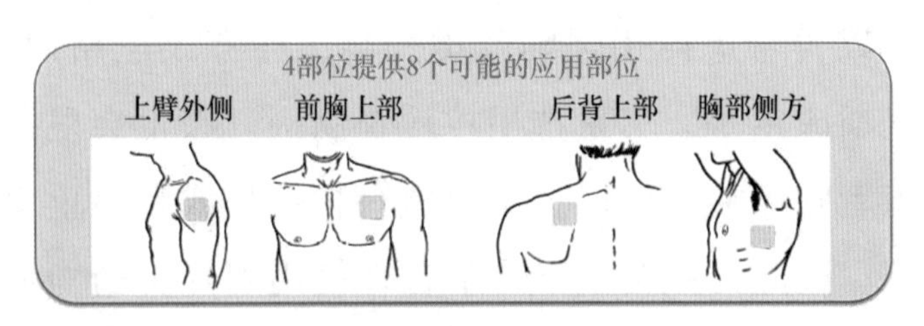

丁丙诺啡使用示意图

101 使用丁丙诺啡透皮贴剂还需要注意什么?

丁丙诺啡透皮贴剂应贴在毛发较少或没有毛发的皮肤部位。如果无法做到，用剪刀将毛发剪去，但不要使用剃须刀剃除毛发。请不要贴在任何有较大瘢痕的皮肤部位。使用部位只可用清水进行清洗。盆浴、淋浴或游泳都不影响贴剂的使用，如果贴剂脱落，应使用一个新的贴剂。在使用贴剂之前皮肤必须干燥。

在打开封条之后，必须立即使用。在撕去保护层之后马上贴到皮肤上，同时应用手掌将透皮贴剂紧压约 30 秒，以确保完全接触，特别是边缘部位。如果贴剂的边缘脱落，应在相应的位置用胶带粘贴。连续使用 7 天后更换。贴剂最多可一次使用两贴，如果一贴疗效欠佳，可于第一贴敷贴 3 天后加用第二贴。

102 如何减少丁丙诺啡透皮贴剂的不良反应?

丁丙诺啡透皮贴剂的不良反应多发生于开始使用的头三天，部分患者（10%～20%）会出现头晕、恶心，一旦出现，建议卧床休息，并使用甲氯普胺等药物治疗。一般来讲，女性、年轻人、容易晕车的患者等更容易发生这些不良反应。

如果长时间使用，部分患者会出现便秘。建议多饮水，给予蜂蜜和香蕉等饮食治疗。便秘仍不缓解可以加用缓泻药。

103 阿片类药物有什么不良反应，需要如何提早防治？

阿片类药物在慢性非癌痛治疗中的地位越来越受到重视。美国疼痛医学会、美国老年协会和英国老年协会均推荐对中重度慢性疼痛、躯体功能明显障碍或其他治疗无效的患者使用阿片类药物。阿片类药物具有不明显损伤脏器等优点，常见药物有强阿片类药物吗啡、羟考酮、芬太尼；弱阿片类药物丁丙诺啡、曲马多等。

阿片类药物的常见不良反应有恶心、呕吐、头晕、便秘、嗜睡、瘙痒、呼吸抑制等，除便秘外，其他不良反应大多是暂时性或可耐受的。临床上可以预防性给予通便药物，减少便秘的发生。对未服用过阿片类药物的老年患者，应在使用前了解患者是否有晕车（船）史，必要时可预防性给予甲氧氯普胺等止吐药，防止恶心、呕吐等不良反应。不良反应发生与剂量相关，应遵循从低剂量开始，逐渐加量的原则。

104 哪些药物可以改善骨关节炎症状或者具有膝关节软骨保护作用?

这些药物包括双醋瑞因、氨基葡萄糖、鳄梨大豆未皂化物、多西环素等。此类药物在一定程度上可延缓病程，改善患者症状。双醋瑞因具有结构调节作用。

105 哪些药物可以改善风湿免疫相关性关节疾病症状?

常用药物有柳氮磺吡啶、甲氨蝶呤、环磷酰胺等。最新的免疫调节类药物及各类单克隆抗体也属于此类。主要用于治疗自身免疫异常造成的关节类疾病（如类风湿关节炎等），可延缓骨关节破坏等病情进展。此类药物副作用较常见，应咨询专业医生后服用。

106 “云克”是什么药物，为什么可以治疗膝关节痛?

云克的化学名称为“锝［^{99}Tc］亚甲基二膦酸盐注射液”，可以有效缓解骨关节炎引起的慢性膝关节疼痛、骨质疏松、风湿免疫疾病和恶性肿瘤骨转移等引起的膝关节痛等。滑膜炎症是膝关节疼痛的重要病因，云克可以抑制炎症因子等，从而缓解疼痛症状，延缓疾病的进展；骨骼本身疼痛由骨量丢失、骨质破坏、骨微结构受损刺激骨膜等原因引起，云克能抑制破骨细胞的活性，平衡骨代谢，抑制骨量减少，修复骨微结构，同时治疗骨质疏松。

107 为什么有时需要同时应用抗骨质疏松类药物?

软骨与肌肉都附在骨面上，骨质疏松时容易发生关节内软骨磨损及膝周围肌筋膜损伤。老年患者的骨质疏松发生率很高，且通常与骨关节疼痛类疾病同时存在，尤其是老年性骨关节炎（如膝骨关节炎和腰椎骨关节退行性变）患者，加抗骨质疏松治疗，效果更好。

108 哪些患者不适合使用膝关节微创治疗?

(1)本人不愿意者。

(2)注射部位或者全身感染患者不适合微创治疗。

(3)凝血障碍或全身运用抗凝药物的患者实施关节注射尚有争论，但在全身应用抗凝药物的患者小心实施注射发生明显出血的危险性很小，在治疗前医生会给患者做全面检查，选择合理有效的治疗方法。

109 什么是关节周围痛点阻滞?

关节周围痛点阻滞就是将含有局麻药、加或不加臭氧/激素等注入关节周围的压痛点，对急性、亚急性期的肌腱炎和滑囊炎可快速抑制炎症，从而消肿止痛。

110 什么是扳机点？扳机点治疗适合哪些疾病？

扳机点（myofascial trigger points，MTrPs）（也有译为激痛点、触痛点）是肌筋膜疼痛综合征的重要指征。MTrPs 是在骨骼肌上可以诱发疼痛的点，此点通常可以摸到一束紧绷的肌肉（紧张带）和条索样的硬结，触压时可引起局部疼痛并伴有远处放射痛，且放射部位与神经解剖关系并不一致。

通过对扳机点的治疗，可以治疗因为肌筋膜、肌肉等软组织病变引起的肌筋膜疼痛综合征，有时会有事半功倍的效果。扳机点可以通过医生的触诊、测痛仪和压痛阈值、超声检查等来确定。

111 小针刀治疗是一种什么治疗方法，具体效果如何?

小针刀是用金属材料做成的，在形状上似针又似刀的一种针灸用具。小针刀疗法是一种介于手术方法和非手术疗法之间的闭合性松解术，是在切开性手术方法的基础上结合针刺方法形成的。小针刀治疗具有两大效应：①针刺效应：小针刀可像针灸一样用来针刺穴位。②手术效应：小针刀的刀刃可像手术刀一样对病变组织进行不切开皮肤的手术治疗。一般适用于慢性软组织损伤后局部粘连瘢痕等部位，可松解粘连组织、切碎瘢痕和钙化组织或痛性硬结，从而达到治疗疾病的目的。

112 什么样的膝关节疼痛可以做银质针治疗？效果怎么样？

膝关节疼痛最常见的病因是膝骨关节炎，包括膝关节退变、骨质增生、半月板损伤、膝关节积液、相关骨髓水肿、关节外周韧带/肌腱损伤，关节内脂肪垫炎症等。其中膝关节退变，骨质增生部分，目前除了膝关节置换以外没有更好的治疗方法。而更多膝关节疼痛是因为韧带损伤、骨髓水肿、肌腱炎症等引起的，对于这一部分患者，都可以使用银质针导热治疗。银质针的作用机制：松解粘连的肌肉筋膜，消除局部软组织无菌性炎症，促进末梢血液循环，改善局部血液供应。膝关节损伤最常见的韧带为内侧副韧带、鹅足滑囊部位，表现为屈曲、伸展膝关节，站立或者行走时膝关节内侧部分疼痛明显，这部分患者常会伴有胫骨平台骨髓水肿，这种情况下，使用银质针导热疗法，穿刺至骨面的银质针经过松解、导热的作用改善其周围的血液循环，并消除无菌性炎症，治疗效果多是立竿见影的。除去局部穿刺痛外，患者隔日早晨均表现为原有疼痛症状明显缓解。

银质针导热疗法同样有适用范围，对于骨质增生，膝关节间隙明显变窄的患者，一般治疗效果不佳，有效率在 50% 左右，而对于局限性的膝关节内侧疼痛、外侧疼痛、髌骨下缘疼痛等患者，有效率在 85% 以上，部分患者症状可以全部消失，治疗效果满意。同时，银质针治疗费用相对较低，治疗过程中无药物不良反应影响，治疗后并发症少。因此，在目前治疗中得到了广泛的应用。

113 什么是膝关节腔注射?

膝关节腔注射通俗地讲就是用连接无菌注射器的针头穿入膝关节腔，然后抽吸关节积液和（或）向关节腔内注入治疗的药物。关节腔穿刺抽取的液体经过实验室分析后有助于疾病的诊断，发现关节内炎症的病因；注射药物或者臭氧等可用于膝关节痛的治疗。

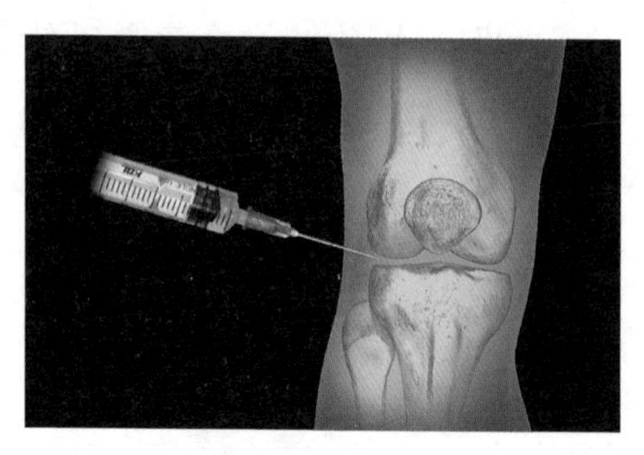

膝关节注射示意图

114 往关节里打气体治疗膝关节痛是一种疗法，是真的吗?

这是疼痛科关节腔臭氧注射疗法。我们都知道氧气是由两个氧原子所构成的氧分子组成的，而臭氧（ozone，O_3）则是由3个氧原子所构成的气体。臭氧具有杀灭细菌、病毒的作用，同时具有很强的氧化作用，能氧化清除病理组织；消除炎症介质，减轻炎症，促进软骨修复。因此，可以用于注射到病变部位，治疗关节痛、肌肉肌腱等软组织疾病。

115 往关节腔“加油”治疗，这是什么疗法?

往关节腔“加油”是关节腔内注射透明质酸针剂。透明质酸是关节液的主要成分，充当填充剂和扩散屏障，有保护关节、润滑减震、缓解疼痛和改善关节功能的效果。一般一周一次，5次为一个疗程。

116 关节腔可以注射激素吗?

关节腔可以注射激素。主要适应证:①膝关节疼痛,尤其伴明显渗出时,推荐关节内注射长效激素,尤其是作为非甾体抗炎镇痛药疗效不满意时的短期措施。②关节内有非感染性炎症注射糖皮质激素疗效最好。非感染性炎症的征象包括滑膜增厚、弥漫性疼痛、夜间痛、静息痛和疼痛可被抗炎药物缓解。关节负重时出现的局限性关节痛(非炎症性),对糖皮质激素的疗效不佳。③对非甾体药物治疗 4~6 周无效的严重骨关节炎患者或不能耐受非甾体药物治疗且持续疼痛、炎症明显者可行关节腔内糖皮质激素注射。④类风湿关节炎等风湿免疫疾病患者,疼痛肿胀明显而全身用药疗效欠佳时,关节腔内注射糖皮质激素效果明显。

但是,长期行关节腔内激素注射可加剧关节软骨损害,加重症状,不主张随意选用关节腔内糖皮质激素注射治疗,更反对多次反复使用。一般建议每年最多不超过 3~4 次。

117 激素注射治疗缓解疼痛的作用机制是什么?

激素具有强大的抗炎作用，这是其缓解疼痛的药理学基础。在炎症早期，激素可降低毛细血管的通透性，减轻渗出，改善无菌性炎症的红、肿、热、痛等症状。同时抑制炎症细胞的聚集，减少炎症因子的释放。在炎症后期，它能抑制毛细血管和纤维组织的增生以及胶原的合成，延缓肉芽组织的生成，防止粘连和瘢痕形成，减少后遗症。

118 膝关节注射激素会不会引起骨质疏松?

激素关节腔注射技术可精确作用于病灶，能迅速消除局部炎症反应，缓解或消除疼痛，所需药物剂量小、全身不良反应少，治疗效果好，优于其他途径给药。对于急性骨关节炎等，关节内肾上腺皮质激素注射通常可提供较长时间疼痛缓解。这个阶段可以作为进行康复治疗和功能锻炼的“治疗窗口”。对于全身性疾病引起的膝关节痛，包括银屑病关节炎、结晶性关节炎、类风湿关节炎、系统性红斑狼疮等，关节腔激素注射可以减轻患者的滑膜炎症和明显缓解疼痛。短期、合理、不超量使用激素不会引起骨质疏松。

119 膝关节痛可以做交感神经阻滞治疗吗?

交感神经阻滞/射频治疗是疼痛科的特色治疗。交感神经是自主神经，是掌管下肢中小血管扩张收缩的指挥员。疼痛科医生在腰交感神经附近进行药物阻滞后，下肢血管就扩张开了，持续一段时间的开放就不容易收缩，即侧支循环形成，就好像一棵树有了水分灌注就能茁壮成长了，能明显改善患者的膝关节痛和下肢发冷症状。若阻滞有效可以进一步使用射频治疗，以便获得更长时间的疗效。

120 骨关节炎可以用射频治疗吗？什么是射频？

骨关节炎可以用射频治疗。其治疗原理是利用可控温度作用于神经节、神经干、神经根、关节等部位，阻断神经冲动的传导，是一种物理性神经调控疗法。它能停止伤害性冲动（A-δ 和 C 纤维）向中枢传导，而对运动或感觉纤维（A-β 纤维）不造成破坏。射频使电极针周围形成一个电磁场，频率为 460kHz。

射频分为脉冲射频和标准射频两种。骨关节炎主要根据患者的病情选用关节腔内或者膝神经、隐神经的射频治疗。治疗适应证包括长期慢性疼痛并影响正常生活者、保守治疗效果不佳者、诊断性神经阻滞成功者等。

除了神经射频技术，还包括关节腔射频技术。关节透明软骨的完整是关节活动的关键，骨关节炎的患者关节面凹凸不平，关节软骨十分松散，关节腔内还存在半脱落的软骨碎块，使得关节活动不灵活并产生疼痛，还使关节面受力不均匀，加速关节面的破坏。射频技术主要是通过热凝的方法去除将要脱落的组织碎块，同时使得关节面变得更加平滑，改善关节活动，减少摩擦感，缓解疼痛、肿胀和滑膜炎。

121 哪些膝关节痛可以用射频的方法进行治疗，效果好吗？会不会有什么副作用？

膝关节神经射频治疗主要适用于严重膝骨关节炎，药物治疗或关节腔注射等效果不佳的患者；年龄大、心脑血管等合并症较多或者因其他原因不愿或者不能接受膝关节置换手术的患者。

膝关节神经射频治疗后 80% 的患者膝关节疼痛可缓解大半，有些患者膝关节疼痛可完全缓解。一般而言，术后镇痛效果可持续半年至两年，这是因为射频热凝后神经会再生。疼痛复发可以再次做膝关节感觉神经射频热凝术，效果同前。反复手术不会降低效果，也不会影响到运动神经。

122 膝骨关节炎手术治疗的目的是什么?

(1)减轻或消除疼痛;

(2)防止膝关节破坏进一步加重;

(3)防止或矫正畸形;

(4)改善关节功能;

(5)综合治疗的一部分。

123 膝骨关节炎手术方法包括哪些?

（1）游离体摘除术：摘除膝关节内侧游离体；

（2）关节清理术：清除关节内增生的滑膜组织及炎性液体；

（3）截骨术：胫骨截骨矫正膝关节畸形；

（4）关节融合术：将膝关节融合，膝关节不能屈伸从而消除膝关节疼痛。

（5）关节成形术（人工关节置换术）：切除膝关节表面的骨组织，置换膝关节假体，从而恢复膝关节功能，是目前较为常用的手术方式。

124 什么是膝关节镜手术？

关节镜手术是通过皮肤上的微小切口放入摄像头，将手术区域的视野实时地投放到大屏幕上，并且采用微创器械完成手术操作的一种手术方式。关节镜手术具有创伤小、操作视野清晰、操作准确等特点。但是并非所有的膝关节手术都适合采用膝关节镜进行。

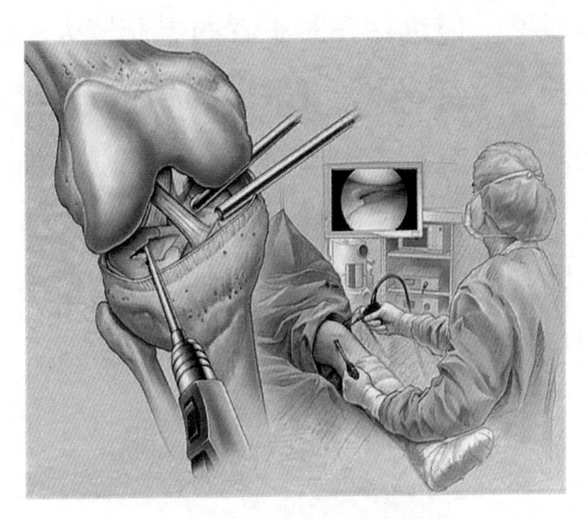

膝关节镜手术示意图

125 膝关节镜手术有什么好处?

膝关节镜手术即在关节镜下行关节清扫术，对退变的关节软骨、半月板、滑膜等进行清理、修复，取出关节内游离体等。手术创伤小、恢复快，术后数日即可下地活动。

目前，针对软骨破坏的手术治疗方法（如软骨种植、截骨术、膝关节置换术）有很多的优点，也越来越成熟，但也存在对患者的损伤较大，恢复的时间较长，花费较多，并发症发生的概率较高等缺点。此外，像关节置换术对患者来说是一种不可逆的改变。因此，既能够减轻患者的疼痛又能够改善患者关节功能，而且创伤较小的膝关节镜手术便成为比较理想的手术方法。

126 是不是所有膝关节手术治疗都可以通过膝关节镜完成?

不是。要根据疾病类型和患者身体状态进行选择。关节镜主要适合以下疾病的手术治疗:

(1)半月板损伤的部分切除、次全切除或全切除;半月板缝合及盘状半月板成形。

(2)骨软骨骨折、剥脱性骨软骨炎的骨块复位固定。

(3)前后交叉韧带的修复和重建手术。

(4)关节内游离体的摘除。

(5)X线片未发现骨折,医生临床检查又无明显韧带损伤时可做关节镜检查、明确诊断以便进一步治疗。

(6)部分关节内骨折复位和内固定。

(7)各种关节炎关节清理、软骨成形、骨软骨移植及滑膜切除,如骨关节炎、类风湿关节炎、滑膜软骨瘤病、血友病性关节炎、化脓性关节炎及结核性关节炎等。

(8)绒毛结节滑膜切除。

127 哪些类型的骨关节炎适合进行关节镜下治疗?

一般关节软骨面破坏程度达到Ⅱ～Ⅲ级，即中度破坏时比较适合。关节面破坏轻微或者表浅的一般采用保守治疗，不进行有创治疗；关节面破坏非常严重时采用骨软骨移植或者关节置换。

128 膝关节痛什么时候需要行膝关节置换术？手术的目的是什么？

对于长期非手术治疗无效、关节严重变形、影响生活的骨关节炎患者可行膝关节置换术。膝关节置换术的主要目的为缓解疼痛、改善功能、提高生活质量。

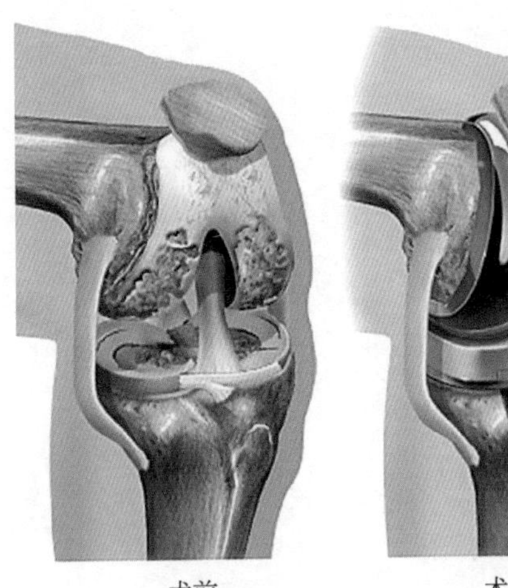

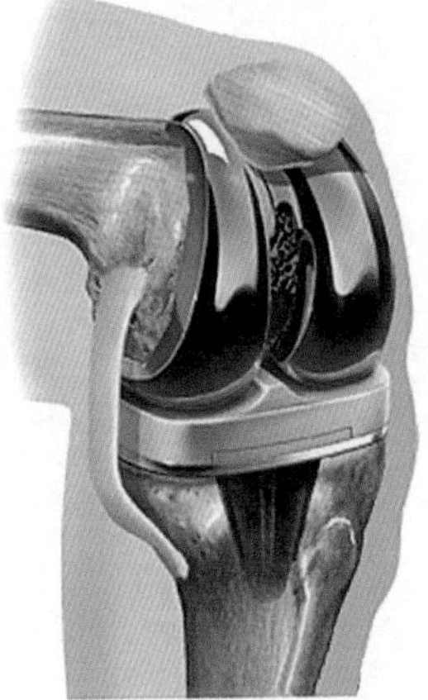

术前　　术后

膝关节置换术前、术后示意图

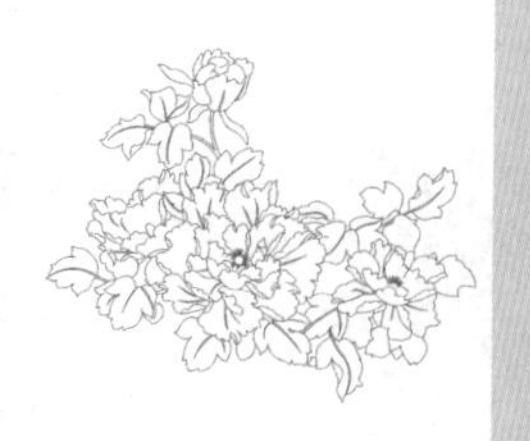

预防与康复篇

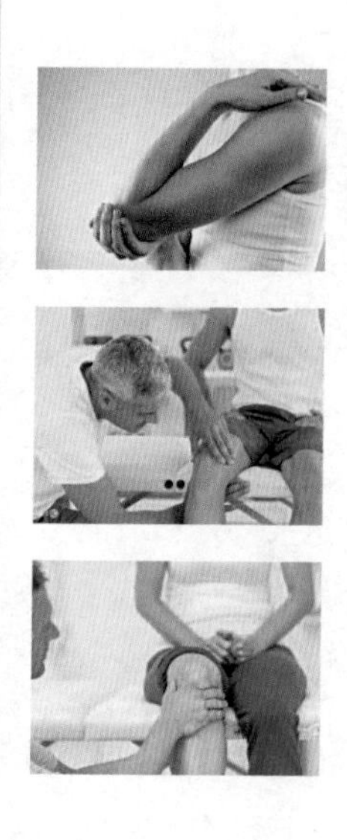

129 平时膝关节如何保护?

平时注意应用膝关节习惯：不同体位或者活动时，膝关节承受的压力不同。看了下面这张图，大家就可以理解当出现膝关节痛的时候，医生为什么会叮嘱患者少走楼梯、少爬山，尤其在急性损伤时，关节不应负荷活动。有膝关节损伤等疾病时可

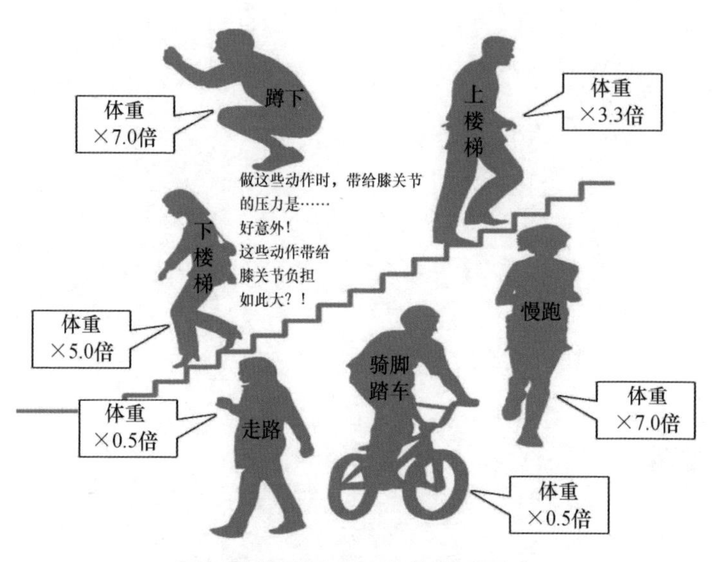

不同体位及活动膝关节承受压力

使用合适的辅助用具（如支具），同时注意保暖。

平时注重加强下肢的负重练习。在进行篮球、足球等激烈运动之前，务必先热身，以减少运动损伤。

保持理想体重，以减轻膝关节负担。

130 膝骨关节炎早期应该怎么保健?

一方面要避免长时间跑、跳、蹲或者爬楼梯，减少不合理的运动；另一方面也要让关节在非负重状态下进行一些适当锻炼，例如骑自行车、游泳等，这可以预防病情的发展。肥胖者应减肥。同时锻炼膝关节周围肌肉力量能起到保护关节的作用，比如坐在椅子上，伸直膝关节，小腿水平停留几秒后再放下来，重复这个动作。

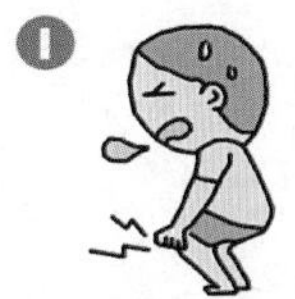

不要走太多路，膝盖不舒服时应立即休息

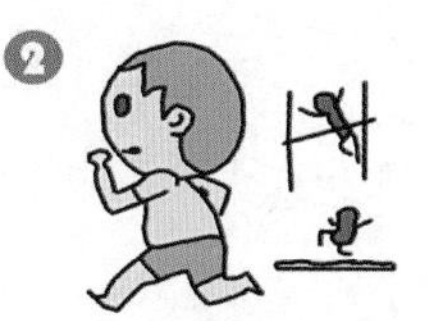

不做大运动量的锻炼，如跑步、跳高、跳远

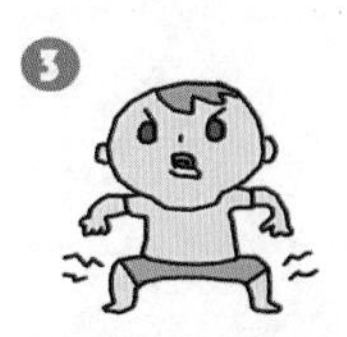

避免半蹲、全蹲或跪的姿势，如蹲马步

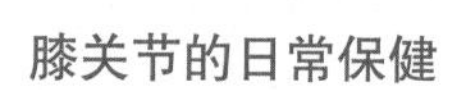

膝关节的日常保健

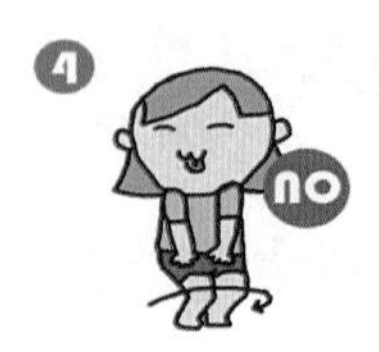

不做膝关节的半屈位旋转动作，防止半月板损伤

保持理想体重，以减轻膝盖的负担

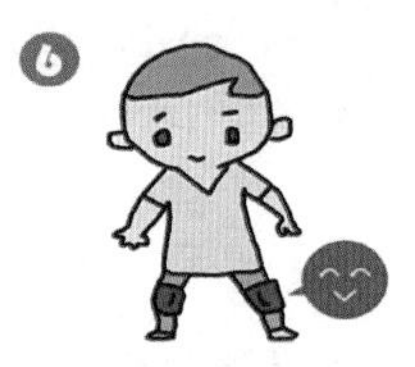

注意膝盖的保暖，可以穿长裤、护膝来保护膝盖

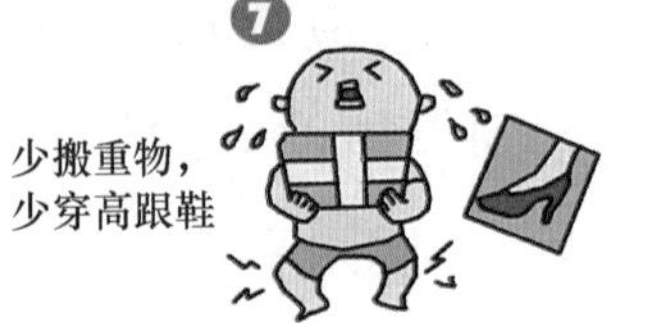

少搬重物，少穿高跟鞋

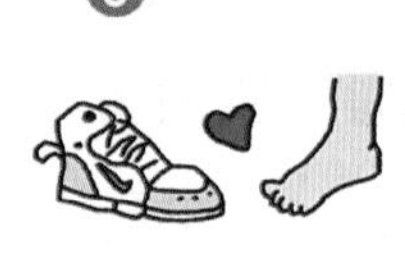

选择一双合适的鞋子，减少运动时膝盖承受的撞击与压力

膝关节的日常保健（续）

131 有人说锻炼对膝骨关节炎有害，对吗?

不对。适度参加跑跳等娱乐运动不会构成对骨关节炎的危险，相反能有效缓解膝关节疼痛，增加股四头肌肌力，加大膝关节活动度，对重度患者也有效。运动锻炼疗法简便易行，花费少，适合个人或小团体、家庭场所进行。医生可根据患者的不同病情，有步骤地制订出适合个人的运动锻炼计划，以便有效地减轻病痛和肌肉萎缩，保持关节的稳定性。

132 膝关节痛的患者一定要减肥吗?

膝关节痛的患者一定要减肥。每超重 1 千克，你的膝盖部位就得多承受 6 倍的重量。例如，你超重 5 千克，你的膝盖就得多负担 30 千克。因此应尽量避免身体肥胖，防止加重膝关节的负担，一旦身体超重，就要积极减肥并控制体重。有研究发现，如果体重能减少 5 千克，膝关节的不适症状会明显改善。

133 为什么长时间下蹲对膝关节不好？

因为下蹲时膝关节的负重是自身体重的3～6倍，工作时下蹲（如汽车修理工、翻砂工）最好改为低坐位（坐小板凳）。长时间坐着和站着，也要经常变换姿势，防止膝关节固定一种姿势过久。

134 喜欢运动的人该怎么避免损伤膝关节?

参加运动、锻炼前要做好准备活动，轻缓地舒展膝关节，让膝关节充分活动拉开以后再进行剧烈运动。练压腿时，不要猛然把腿抬得过高，防止过度牵拉膝关节。练太极拳时，下蹲的位置不要太低，也不要连续打好几套，以防膝关节负担过重发生损伤。骑自行车时，要调好车座的高度，以坐在车座上两脚蹬在脚蹬上、两腿能伸直或稍微弯曲为宜，车座过高、过低或骑车上坡时用力蹬车，对膝关节都有不良的影响。

有膝骨关节炎的人，应少上下楼梯、少登山、少久站、少提重物，避免膝关节的负荷过大而加重病情。

135 膝关节痛的患者，饮食需要注意什么？

在饮食方面，应多吃含蛋白质、胶原蛋白、钙质、异黄酮的食物，如牛奶、奶制品、大豆、豆制品、鸡蛋、鱼虾、黑木耳、海带、鸡爪、猪蹄、羊腿、牛蹄筋等，这些既能补充蛋白质、钙质，防止骨质疏松，又能促进软骨生长及关节润滑液合成，还能补充雌激素，使骨骼、关节更好地进行钙质的代谢，减轻关节炎的症状。

每天至少吃 5 种蔬菜和水果，这是获得微量营养素（维生素和矿物质）的唯一方法。

136 膝关节不好的人运动时需注意些什么？

运动前注意事项：应做好充分的准备活动，提高关节的灵活性，加强保护与自我保护意识，预防运动损伤。

运动中注意事项：应掌握正确的运动技术，如掌握正确的起跳和落地动作，不在半蹲位长时间负重练习，不要重复次数过多的练习，避免下肢过度疲劳；不应在过硬的场地上（特别是在水泥和沥青地面上）做跑跳练习；尽量减少膝关节碰撞的动作。

运动后注意事项：运动后要及时擦去膝部汗液，注意保暖，防止风寒湿侵，更不能洗冷水浴；要做好放松整理活动，进行自我或相互按摩。

137 膝关节不好的人哪些运动不能做?

应避免关节负重锻炼，如登山、长跑及反复下蹲的锻炼，或者需频繁扭动膝关节的锻炼，如扭秧歌等。而游泳、骑自行车和伸展运动等关节负重低的运动是比较理想的。

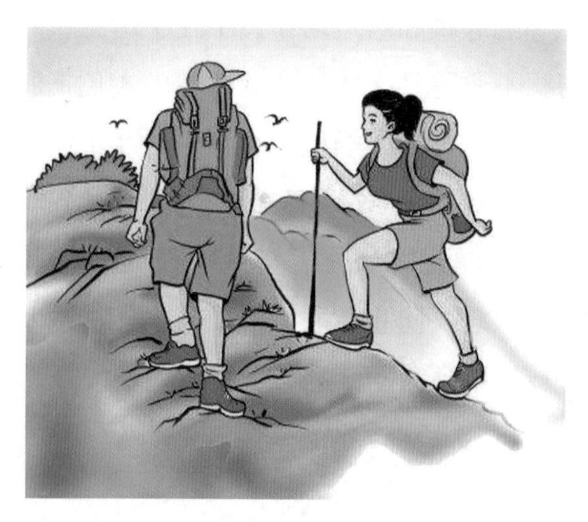

登山

138 为什么女性的膝盖那么容易受到损伤?

有专家认为，有可能是解剖学上的差异导致的。女性有着更宽的髋部，加重了膝盖内侧的压力。雌激素和其他女性激素能引起膝关节的松弛或松散，膝关节因此更加失稳。有统计数据显示：女运动员在月经周期中点，也就是雌激素水平最高的时候，会遭受更多的膝盖伤痛。

139 女性喝牛奶对膝关节炎有效吗?

有研究表明，女性常饮用脱脂和低脂牛奶，可减缓退化性关节炎发展，但是如果女性吃奶酪，反而可能会加速退化性关节炎病程。

140 足浴对预防膝关节痛有用吗?

有谚语说："春天洗脚，升阳固脱；夏天洗脚，湿邪乃除；秋天洗脚，肺腑润育；冬天洗脚，丹田暖和。"坚持常用热水洗脚对防治膝关节痛大有益处。可以在热水中加入适量食盐，临睡前用热水泡脚 10～15 分钟，既能防治"老寒腿"，又能促进睡眠。

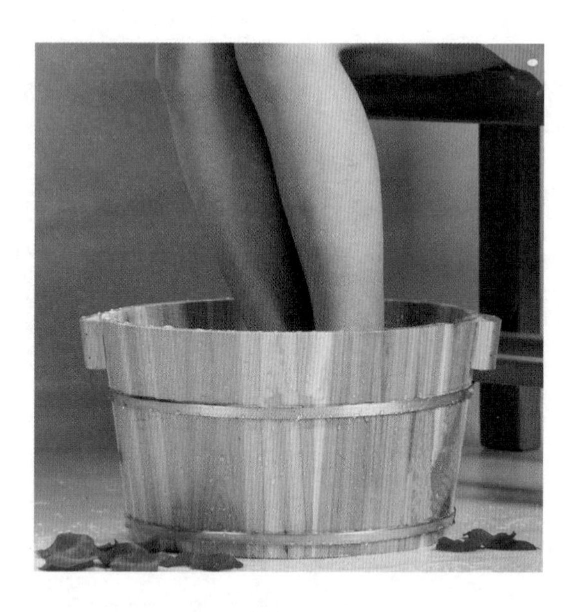

141 膝关节痛为什么要注意保暖防湿?

膝关节是“皮包骨头”，缺少肌肉和脂肪的保护，得不到充足的热量供应，遇到寒冷，血管收缩，血液循环变差，往往会使疼痛加重，故在天气寒冷时应注意保暖，必要时戴上护膝，防止膝关节受凉。同时膝关节也怕湿，不要睡在阴暗潮湿的地方。夏天大汗淋漓时不要立即用冷水冲洗膝关节。

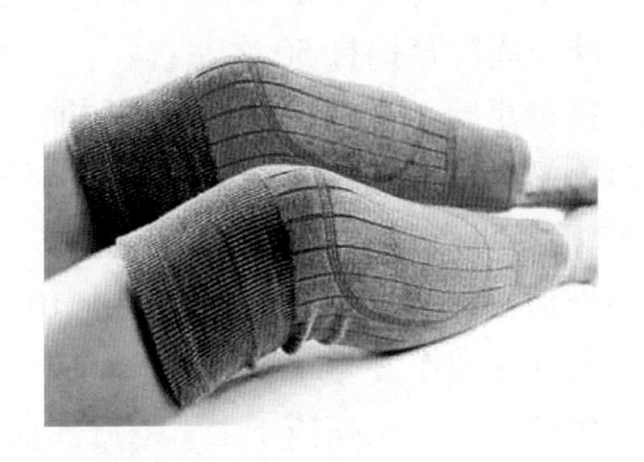

142 膝关节痛如何自我按摩?

如果平时能够做一些膝部的保健按摩，使其气血流畅、筋脉疏通，可以达到防病治病的目的。

（1）揉膝：取坐位，小腿屈伸均可，将两手搓热，分别放在两膝关节处，用手按揉，左、右各 30 次，膝部感觉微热为佳。然后用两手的大拇指或示指按揉阳陵泉（位于小腿腓骨小头前下方约 1 寸处），左、右各按揉 10～15 次。

（2）拳拍膝四周：坐在椅上，双腿屈曲，双足平放在地板上，并尽量放松双腿，双手半握拳，用左右拳在膝四周轻轻拍打 50 次左右。

（3）指推小腿：坐在椅上，双膝屈曲，双腿微分，将两手的虎口分别放在一侧膝盖的内外侧，然后拇指与其余四指对合用力，沿小腿内、外侧做直线的指推动作尽量至足踝。反复指推 10～20 次，然后换腿重复此动作。

（4）按揉髌骨：坐在椅子上，双膝屈曲约 90°，双足平放在地板上，将双手掌心分别放在膝关节髌骨上，五指微张开紧贴于髌骨四周，然后稍用力均匀和缓有节奏地按揉髌骨 20～40 次。

143 练太极拳久了为什么会出现膝关节疼痛?

可能存在以下原因:

(1)练功前关节活动不充分。

(2)练功后不注意休整及保养。

(3)练功时易出现的几种不正确姿势所致,包括:①跪膝。②定式时实腿的膝关节与脚尖不能对照。③动作转换时不能虚实分明。在脚尖外摆、内扣时尽量不要负重,待定好方向后,再将重心转移过去,不要将两脚在地下虚实不分地乱扭乱摆。④重心倒换时动作幅度过大,两膝左右摇摆的同时两脚不能抓地。出现不是外侧脚离地,就是内侧脚离地的现象,这样子扭来摆去,也会对膝关节造成不良影响,容易使膝关节受伤。

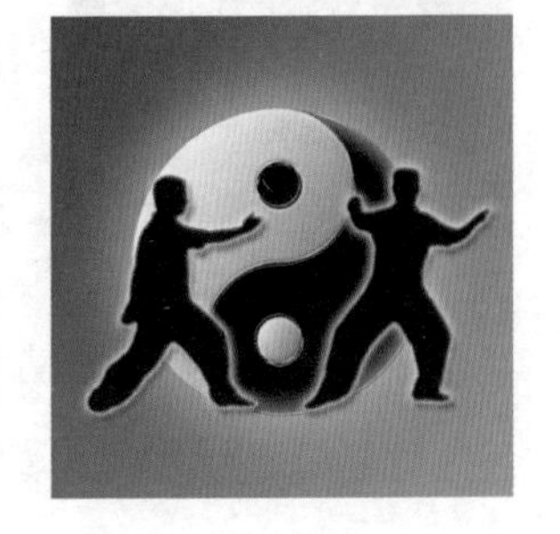

(4)原来就有伤痛,练拳后症状加重。

144 什么是靠墙静蹲，有什么作用?

靠墙静蹲是一种膝关节运动损伤的康复训练手段，主要训练股四头肌力量及膝关节稳定性。可以用于损伤后的康复，也可以用于膝关节运动损伤的预防。

具体方法：找一面空墙，背对墙而站，双足分开与肩同宽，足跟距离墙体一足长度，脚尖朝前，避免“外八”字站立，背部靠墙下蹲，膝关节屈曲成100°～130°，保持小腿与地面垂直，双上肢自然下垂于体侧或交叉抱于胸前，两目平视前方。

注意点：①膝关节的角度应是膝上方的肌肉最紧张时的角度，且膝关节不产生疼痛；②保持该姿势的时间以膝关节周围肌肉酸胀，甚至发抖为止，休息半分钟，再继续第二组练习，共3～4组。

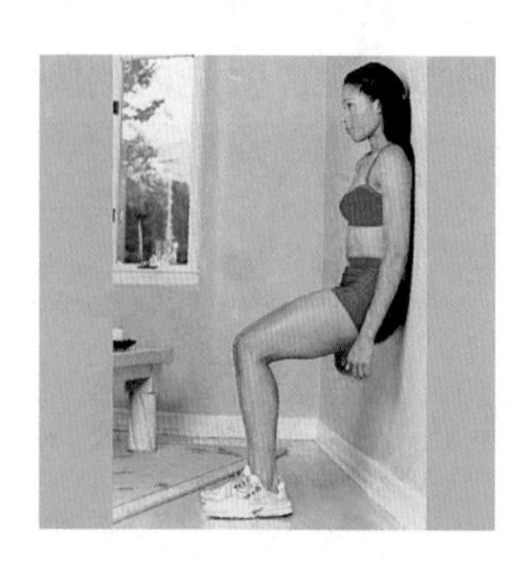

145 跑步导致膝伤的原因有哪些？头号原因是什么？

跑步受伤很常见，研究显示每年都会有 65%～75% 的跑者经历伤痛。这使得看似安全简单的跑步运动成为一项受伤率很高的运动项目，显然让人难以接受。这其中，又以膝伤最为常见。

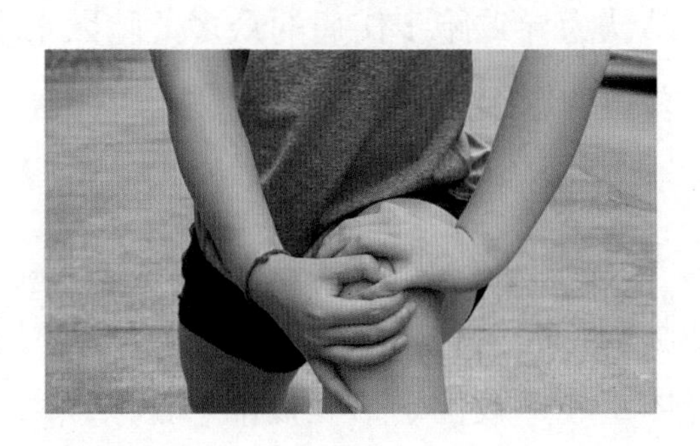

导致膝伤的原因有很多，比如跑姿问题、体重大、跑量过大、下肢力线异常等，这其中又以跑姿问题最为顽固。

如果是体重问题、跑量问题还可以通过少跑一点加以控制，但跑姿问题如果不解决，那么膝痛不

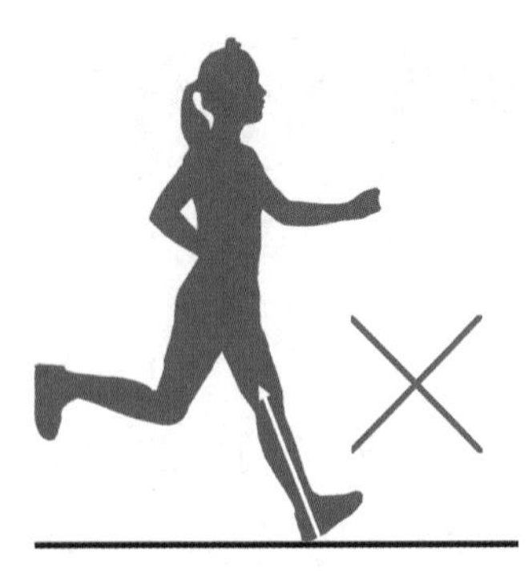
最伤膝跑姿示意图

可能得到根本性解决。因为即使经过治疗康复后症状有所缓解，一旦恢复跑步，错误的跑姿又会让你反复发生膝痛。那么什么跑姿最伤膝？

科学家经过大量研究，总结认为导致跑步伤痛的众多危险因素中，其中居于首位的原因是步幅过大。

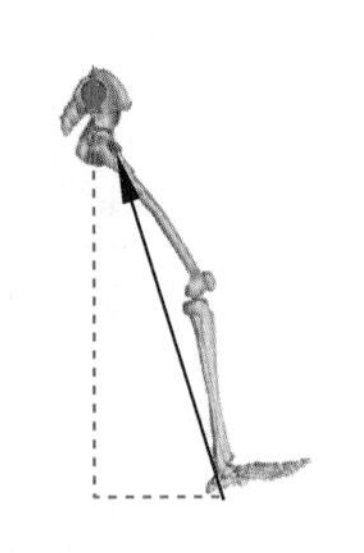
大步幅示意图

首先解释一下，什么是步幅过大？跑步过程中，在你的左脚或者右脚着地瞬间，测量着地点与你此时重心（身体重心一般位于第五腰椎）投影点之间的距离，如果这个距离比较大，就认为是步幅过大，俗称甩腿跑。

如上图所示，水平虚线代表重心距离着地点的距离，这个距离过大则说明步幅太大。

146 大步幅慢步频跑步有哪些危害?

跑步时步幅越大，身体的重心上下起伏也就越大，说夸张一点，这时已经不是在跑步了，而是在跳步，这不仅导致更多肌肉力量用于身体腾空，也就是克服重力做功，而且在落地时，地面冲击力也更大。

因此，步幅过大的第二个危害就是导致身体重心起伏过大，从而增加受伤的风险。

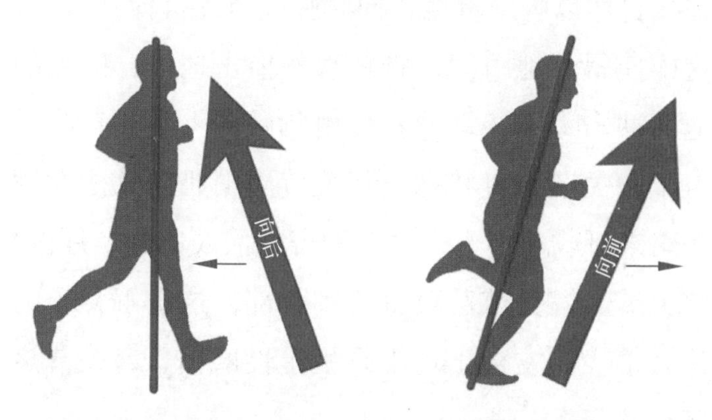

大步幅慢步频与小步幅快步频重心示意图

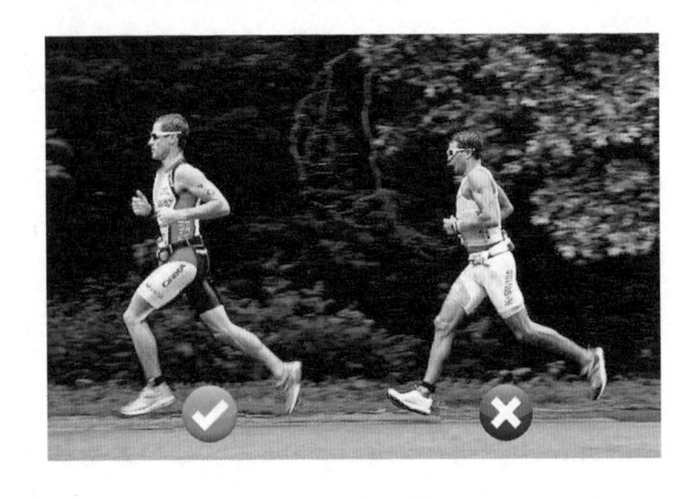

步幅过大的第三个危害表现在，由于步幅大，往往自然以脚跟着地，同时膝关节保持伸直状态，这样使得着地瞬间，脚跟猛然撞击地面，巨大的地面冲击力不经缓冲直接由脚跟向上传递，此时由于膝关节伸直状态，膝关节周围肌肉无法发挥作用来吸收冲击力，这个冲击力依次通过半月板、膝关节、髋关节甚至直达腰背部，这也解释了为什么不少跑友会出现半月板慢性磨损、髋关节疼痛和腰背部疼痛。

大家可以想象，当我们从高处跳下，要想避

免受伤，就得用前脚掌着地并积极屈膝屈髋进行缓冲，如果落地时用脚跟着地，同时膝盖保持伸直状态，那就意味着骨折，甚至脑震荡，因为没有了缓冲，地面冲击力会对人体造成巨大伤害。跑步虽然不同于高处跳下，但跑步时反复着地，所带来的冲击力不断积累，总负荷量同样是惊人的。

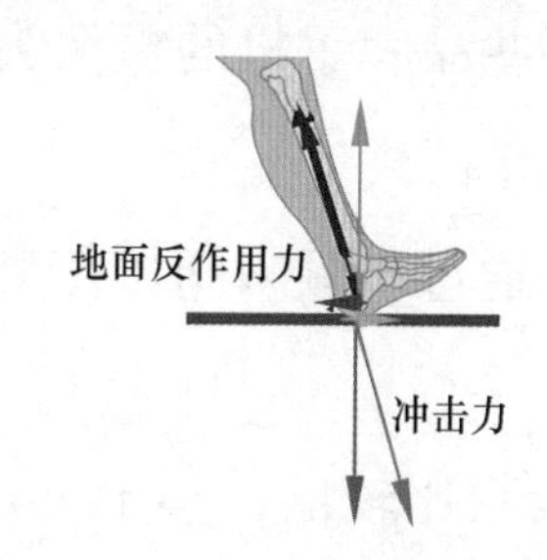

地面反作用力与冲击力示意图

147 如何判断跑姿是否存在大步幅慢步频的问题?

知道你是否步幅过大的测量方法是进行步态分析。自己进行步态分析很简单，用手机拍摄一段自己跑步的视频，用慢放功能就基本能看出来是否存在步幅过大，某些品牌手机的摄像头甚至可达到每秒 240 帧的慢动作模式!

其次，可以通过步频来间接衡量是否存在步幅过大问题。

如果你的步频比较低，小于 170 步 / 分，通常意味着步幅较大。所谓步频是指每分钟着地次数，跑友可以自己用手机记个时间数一数，每分钟单脚落地次数乘以 2 就代表步频。一般推荐的步频为 170～180 步 / 分，理想值为 180 步 / 分以上。

有跑友会问，步频与配速有关系吗?有关系。一般速度越快，步频越快，但这不代表速度慢时，步频就应该很慢，速度慢时，也应达到 180 步 / 分，即采用小步幅、快步频的方式。这样步频加快，跨步时间缩短，着地点自然就会更加靠近重心，不仅避免大步幅着地时地面冲击力直接作用于膝盖问题，弯曲的下肢也更加有利于缓冲冲击。

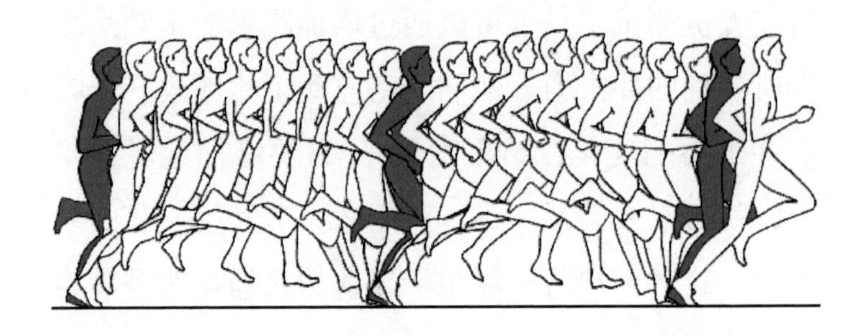

148 通过什么方法能减小步幅?

在 2011 年一篇论文《人为改变步频对于跑步过程中关节受力的影响》中，来自威斯康星大学的研究人员测试了是否可以通过增加跑者的步频来减少所受到的冲击力。他们严密监测了跑者改变步频后冲击力的变化，结果发现:“只要增加跑者的步频，就可以大大减少跑步对于膝关节和髋关节的冲击力，这对于预防和复跑步导致的伤痛显然是最为有效的方法。”

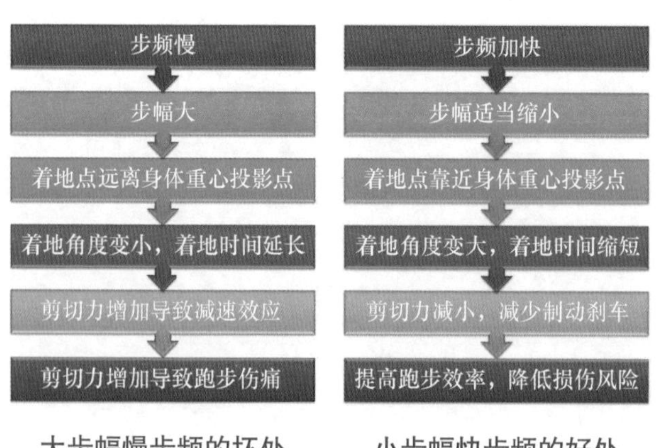

大步幅慢步频的坏处　　小步幅快步频的好处

大量研究认为，步频在 180 步每分钟以上时，双脚将更接近轮子的效率，落地点更靠近重心的正下方，跑步的效率将会大大提高。即使速度慢，也需要步频达到 180 步每分钟，速度加快，步频超过 180 步每分钟也是合理的。

149 膝关节疼痛可以用外用擦剂解决吗?

“我是一个运动爱好者，膝关节会反复疼痛，平时不喜欢口服药物，有什么好的外用擦剂解决疼痛问题吗？”

膝关节疼痛可以选外用擦剂来解决疼痛问题。外用擦剂主要有两大类：一类是镇痛类药物，主要是非甾体抗炎药软膏，主要有双氯芬酸钠软膏；另外一类是活血化瘀止痛及局部营养类产品，多采用现代技术增加了渗透性，如骨滋宝（IONMAN）。一般来讲，外用涂抹止痛剂渗透性比较强，且不良反应小，副作用远远小于口服用药，对人体相对比较安全。

150 哪些膝关节疼痛可以用外用擦剂解决？它的主要作用是什么？

膝关节退行性病变、半月板磨损、半月板撕裂、膝关节韧带损伤、骨质增生、膝关节积液等都可以外用擦剂解决膝关节疼痛。以骨滋宝（IONMAN）为例，它的主要作用：修复软骨（修复时，交感与副交感神经会放松，并提升内脏和器官的功能）；软化骨刺，代谢骨刺，修复骨膜和软骨组织；强化造血功能（血液可以提升体内所需的氧气，降低自由基）；疏通经络（舒缓酸痛麻痹胀）；放松血管（有助血管弹性强化，降低卒中概率，二度刺激疏通经络穴位）；强化韧带（促进肢体的灵活度）。

151 怎么使用镇痛外用擦剂？多长时间见效？多长时间为一疗程？

镇痛外用擦剂一般是直接涂抹在疼痛部位的皮肤上。使用时直接涂抹在患处和反射区都可以，以骨滋宝为例，使用方法为将擦剂涂抹于膝盖前后。①一天最好4次或以上；②3个月为修复期；③6个月为康复期；④保养期为长期使用，早晚各一次。对于疼痛症状加重或慢性疼痛患者来说，在局部外用止痛药的基础上应加口服镇痛药。经治疗无明显疗效的疼痛患者，应及时到正规医院诊治。

152 膝骨关节炎患者常用的康复运动有哪些?

膝骨关节炎患者常用的康复锻炼主要有关节功能训练（关节在非负重位下屈伸活动、保持关节最大活动度）和肌力训练，包括主动运动、助力运动、抗阻运动、伸展运动、全身性耐力运动和被动运动等，需要专业康复医生指导。

康复运动的原则因人而异，但都应以主动运动为主、被动运动为辅，循序渐进、持之以恒，舒适、无痛，局部运动与全身运动相结合，避免过度运动。

这里介绍几款简单常用的方法：

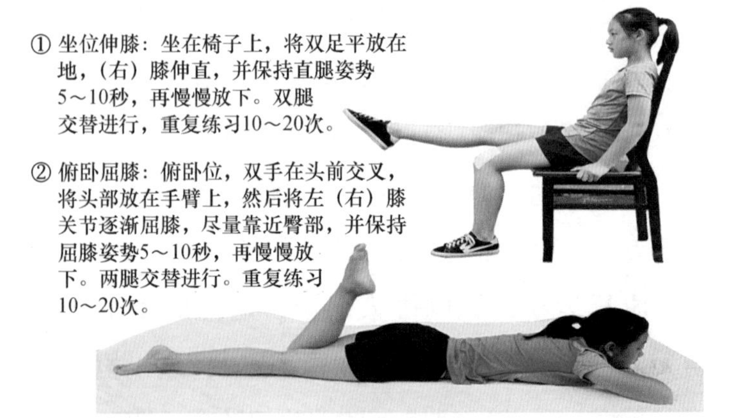

① 坐位伸膝：坐在椅子上，将双足平放在地，（右）膝伸直，并保持直腿姿势5～10秒，再慢慢放下。双腿交替进行，重复练习10～20次。

② 俯卧屈膝：俯卧位，双手在头前交叉，将头部放在手臂上，然后将左（右）膝关节逐渐屈膝，尽量靠近臀部，并保持屈膝姿势5～10秒，再慢慢放下。两腿交替进行。重复练习10～20次。

③ 股四头肌锻炼：俯卧位，将一侧腿屈膝靠向臀部，双手反向握住踝部（或用毛巾环绕踝部），逐渐将下肢向臀部牵拉，并保持这一姿势5～10秒，然后放下，双腿交替进行。

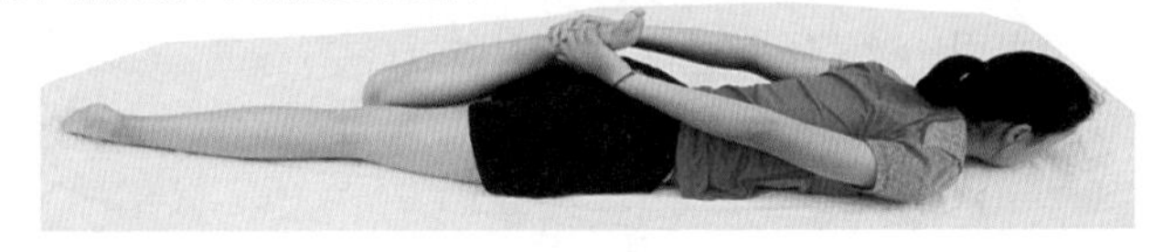

膝关节康复锻炼操

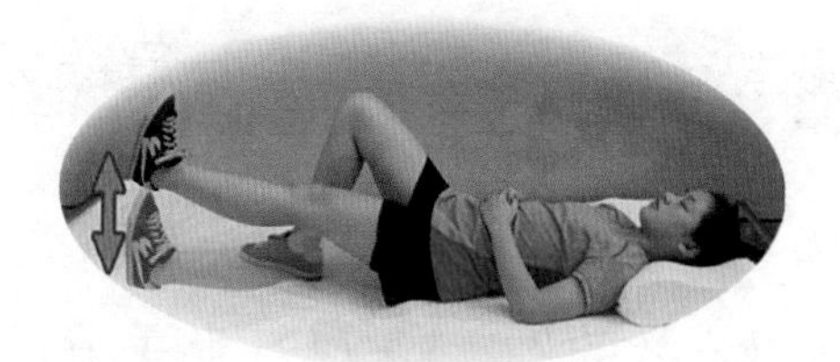

①静力绷腿：用力收缩大腿前面肌肉（即股四头肌）至感到发酸、髌骨移动为度，然后放松，每天300次左右。

②坐位抬腿：取坐位，将腿伸直，坚持3～5秒后放下，重复锻炼，每天500次。

③平卧抬腿：平躺在床上或地上，一侧膝关节伸直，另一侧屈曲，伸直腿勾脚使脚趾尽可能指向自己，用力收紧股四头肌使膝关节后方向下压，慢慢提高患肢约30cm。保持5秒，慢慢地回到原来位置。左右腿交替重复20次。可在小腿部放书本、枕头之类的重物进行练习。

④坐位踩地：坐在椅子上，左右脚交替踩地，每次坚持5秒，重复20遍。

⑤内收外放：坐在椅子上，双手掌背相对放在两腿之间，双腿内收夹紧，双手外展，持续对抗10秒，再将双手掌心相对放在大腿外侧，双腿外展，双手内收，持续对抗10秒，重复20遍。

⑥双足争力：坐位，双足跟交叉，下腿向前伸。上腿下压，相互争力坚持10秒，双腿交叉重复20遍。

⑦空蹬自行车：仰卧位空蹬自行车50次。

⑧悬腿晃足：坐稍高凳，使足部离地，双腿做顺时针、逆时针摇晃小腿动作5分钟。

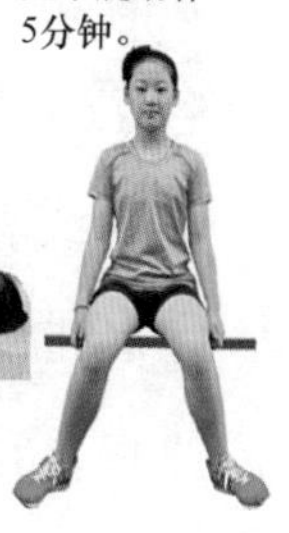

膝骨关节炎自我保健操

153 膝关节置换术后，如何康复锻炼?

作为一种治疗严重骨关节炎及膝关节晚期疾病的成熟及有效的手术——人工膝关节置换术，正逐渐成为目前治疗各种疾病导致膝关节毁损病变的重要方式。但若仅仅把手术的成功寄托于手术技术上，而不进行术前术后康复训练，往往不能达到手术应有的疗效，人工膝关节置换术后的康复治疗绝对是配合手术不可缺少的一部分。

康复治疗包括：术后早期持续做被动运动、关节活动度练习、步行练习、物理治疗以及后期的股四头肌肌力训练等，以达到预防术后并发症、改善膝关节活动范围和恢复步行能力的目的，使得手术的最终疗效达到更高的水平。

院内或者早期锻炼主要分两组——膝关节伸直锻炼和屈曲锻炼，尽早开始做，有利于静脉回流，减轻肿胀，预防下肢深静脉血栓形成。

（1）膝关节伸直锻炼

动作 1：绷腿

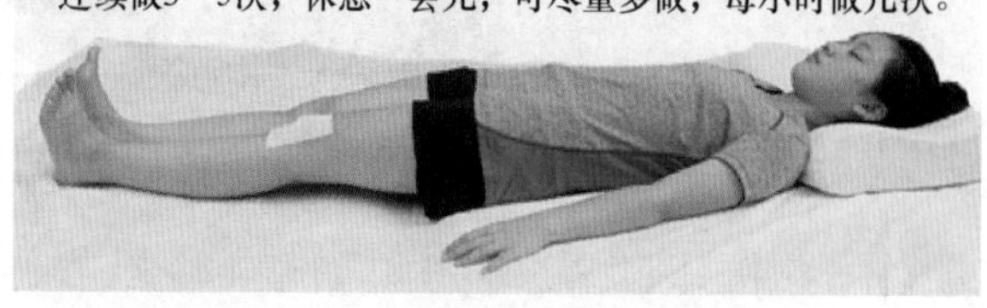

动作 2：踝泵练习

患肢抬起保持几秒后慢慢放下。
反复做，每天30～50次。
大腿和床
呈45°～60°

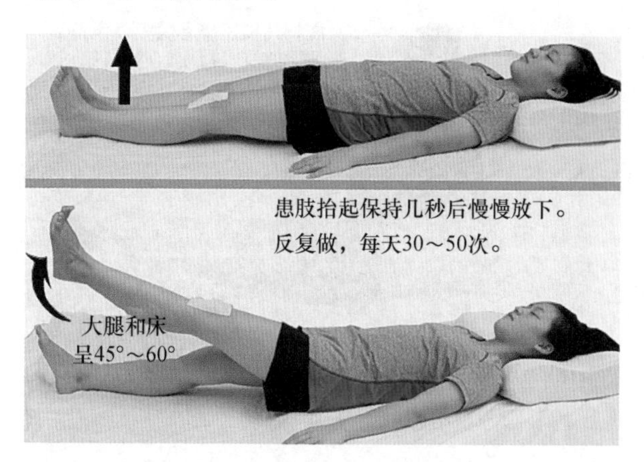

动作 3：脚跟垫高

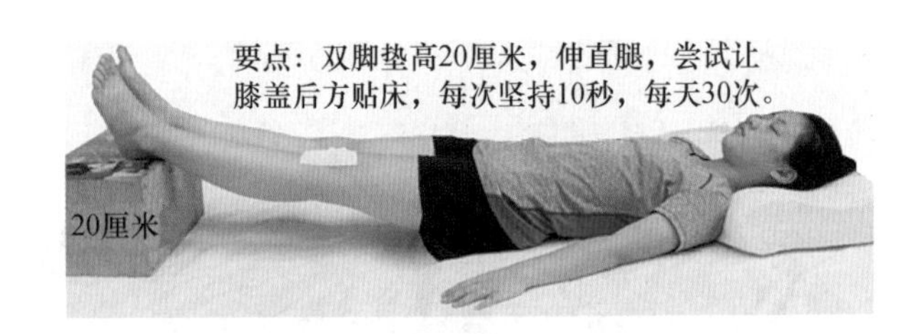

动作 4：按压膝盖。按压后保持膝关节伸直，按压力度以患者膝盖下塞不进按压者的手为宜。

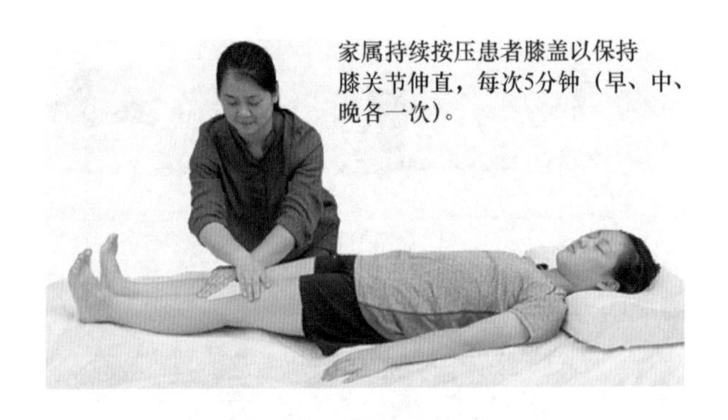

（2）膝关节屈曲锻炼

动作 1：直腿抬高练习。患肢抬起后保持几秒，抬起高度以患肢和床之间角度呈 45°～60° 为宜。

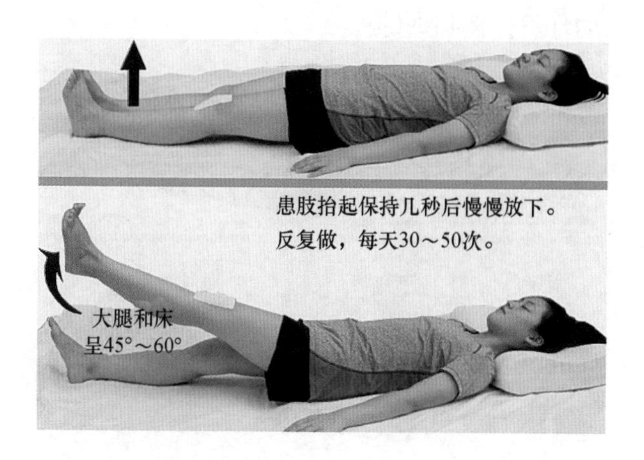
患肢抬起保持几秒后慢慢放下。
反复做，每天30～50次。
大腿和床
呈45°～60°

动作 2：仰卧抱膝

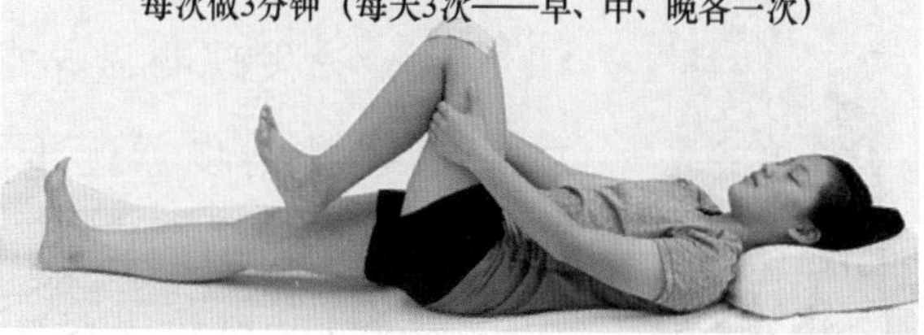
动作要点：双手抱膝、小腿放松自然下垂，
每次做3分钟（每天3次——早、中、晚各一次）

动作 3：俯卧屈膝

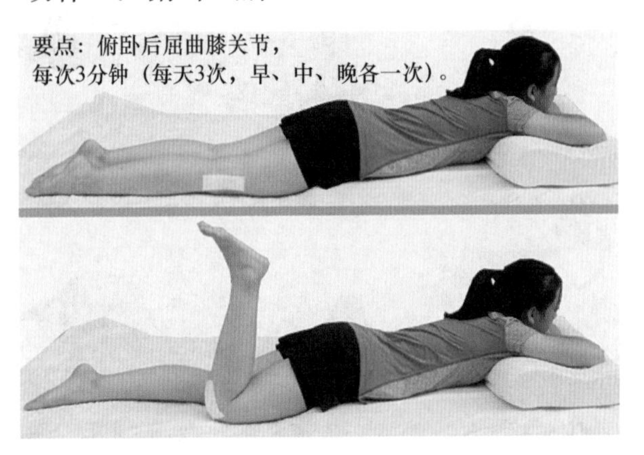

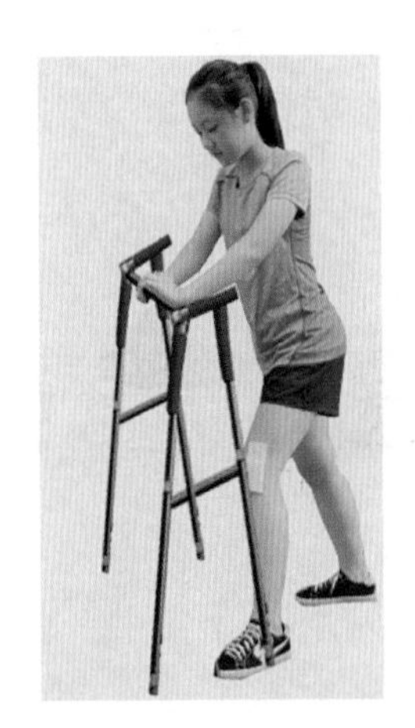
膝关节置换术后康复锻炼

（3）行走：做完手术后拍摄膝关节正侧位X线平片，未发现明显异常后，患者可扶助步器逐步下地行走。

（4）出院后3个月内是康复训练的黄金时期，患者要多练习膝关节屈曲以及伸直动作。

154 什么是膝关节防护支具?

平时老百姓经常提到的护膝是最常见的膝关节防护支具之一。常用的膝关节防护支具主要分为两大类：一是护膝，二是运动贴布。

护膝分为保暖型和防护型。保暖型护膝主要由皮毛类、绒线类材料制成，没有弹性支撑及保护作用，其唯一的功能是局部保暖，不能作为护具佩戴。防护型护膝分基础防护和专业防护两大类别，基础防护的有一体成形的束套式护膝、捆绑开洞式

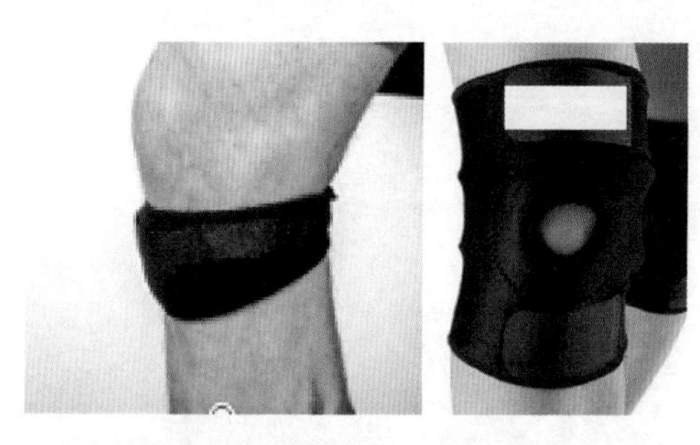

膝关节基础防护支具：髌骨带（左）和捆绑开洞式护膝（右）

护膝、髌骨带等，专业防护有铰链式护膝等。运动贴布常见的有专业型白贴、重型弹力贴布、轻型弹力贴布、肌内效贴等。

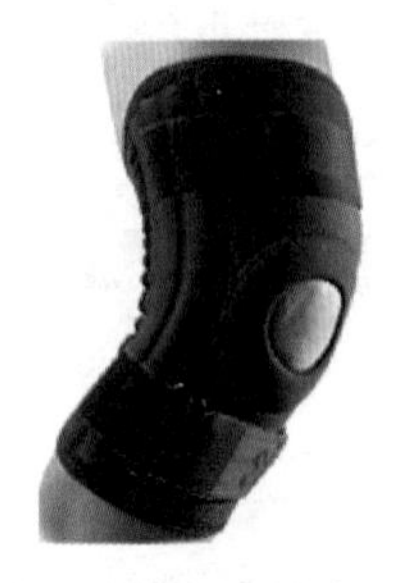

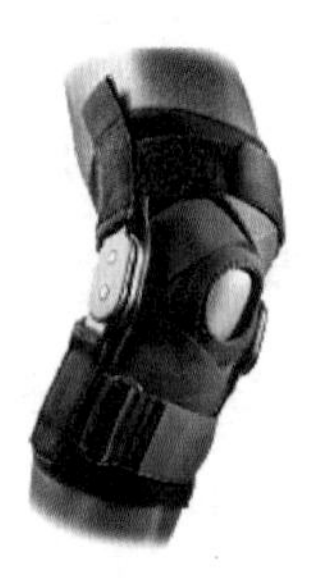

侧副韧带专业护膝（左）和
铰链式的专业护膝（右）

155 当膝关节发生运动损伤后，该如何选择膝关节护膝？

当发生运动损伤后，最佳治疗手段当然是局部休息加康复训练。如果不得不继续参加运动训练时，就必须为患膝选择一款恰当的护膝以预防二次损伤。

怎么选择呢？一般来说，膝关节问题比较轻，没有特定结构明显损伤的，选择一体成形的束套式护膝就可以了。这款护膝比较传统，完全包覆膝关节，可起到固定并支撑整个膝关节的作用。

如果是青少年运动员的膝关节痛，一般常见的是髌尖末端病、髌腱周围炎或胫骨结节骨骺炎，以膝前下方痛为主，可以选择髌骨带。髌骨带固定在髌骨下方的髌腱上，能减少运动时髌腱被过度牵扯，使其获得适度休息而减轻疼痛，但髌骨带对膝关节其他部位没有保护作用。

如果是髌骨软化症等髌股关节类损伤，则可以选择捆绑开洞式护膝，这款护膝的特点是护膝的前方有个圆洞，能刚好把髌骨露出来，这样可以减少护膝对髌骨的压力，又能固定髌骨，减少异常移动而产生摩擦疼痛。

如果被诊断为膝关节侧副韧带损伤，则需要选择侧副韧带专业护膝，这种护膝在两侧会加钢条，以防止膝关节的侧向过度活动。

如果是交叉韧带损伤或断裂，特别是交叉韧带重建手术后的康复，应选择铰链式的专业护膝。该护膝能提供最大支撑和稳定，通过额外的支撑金属条、加压垫片及上下交叉的强化束带，可有效吸收冲击力、保护松弛的关节。铰链的交点有可调角度的枢纽盘，可以根据康复进展调整适当的弯曲角度。

156 膝关节护具需要每天戴着吗?

膝关节护具不需要每天佩戴。护具主要作为应急使用，保护已有的损伤，防止损伤加重，从而提高运动表现。建议运动时佩戴，运动后拿掉，不建议日常使用。因为长时间佩戴反而会弱化膝周肌肉的控制能力，导致肌肉惰性，从而使机体完全依赖于护具提供的稳定性，一旦摘除护具，就会感觉膝关节很不稳定。

护具说到底只是辅具，要解决膝关节的根本问题还需加强膝关节周围肌肉力量的平衡，需要专业的运动医学专家评估后设计针对性的康复训练计划。

157 运动员膝关节上贴着各种形状和颜色的胶布，那是为了体现运动员的个性吗？

不是的。那些胶布叫做“肌内效贴”，说明运动员的膝关节有运动损伤，贴着它们是为了缓解疼痛，提高运动表现，而不是为了美观。

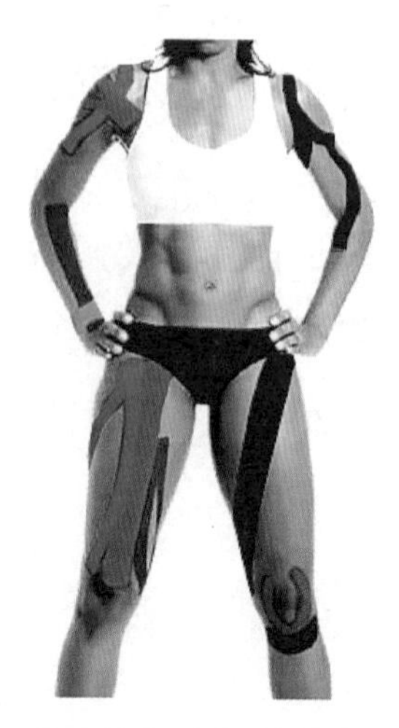

体育赛场上运动员身上的彩色的肌内效贴

158 什么是“肌内效贴”，它有什么作用，普通人也能用吗？

普通人也能用“肌内效贴”。肌内效贴被普遍应用于运动保健及防护上，使用者中大部分为运动选手，医学界也开始应用贴布于关节病的治疗上。不常运动却关节疼痛的民众也可以经由肌内效贴的贴扎，来舒缓疼痛，达到治疗的效果。

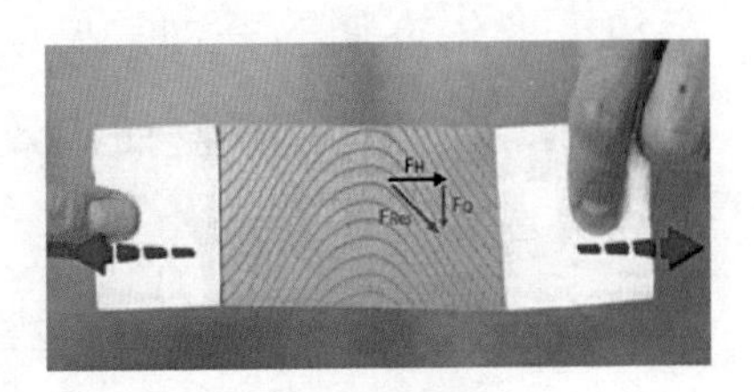

肌内效贴

肌内效贴本身不含药物，对皮肤的刺激极小，很少发生过敏反应，主要通过贴布的力学原理发挥治疗作用，主要有以下九大作用：缓解关节肌肉疼痛、改善血液淋巴循环、减轻软组织水肿、促进损伤愈合、支持无力的软组织、放松过紧的软组织、训练失能的软组织、矫正异常姿势和改善不正确的动作形态。

159 肌内效贴能否缓解髌骨软化症疼痛?

髌骨软化症是髌骨软骨的磨损导致膝关节在特定角度产生疼痛的一种常见运动损伤。除了正常的治疗外，在运动前贴扎肌内效贴能有效缓解运动中疼痛，提高运动表现。

我国著名的网球运动员李娜的右膝关节就患有髌骨软化症，赛前进行右膝贴扎肌内效贴是她的常规赛前准备，可以说肌内效贴对她取得的成绩功不可没。

肌内效贴的具体使用具有很强的专业性，最好在疼痛科医生等专业人员指导下学习使用。非科学地使用既起不到保护作用，又浪费金钱。

附　录

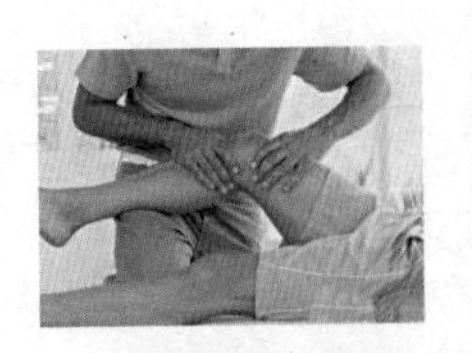

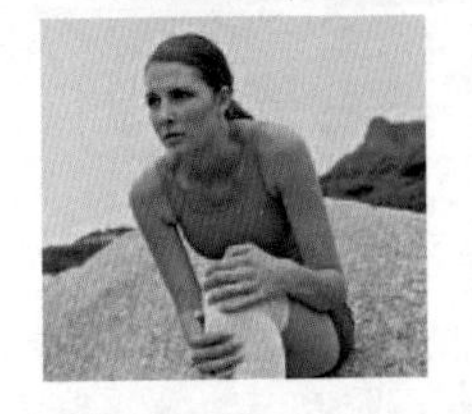

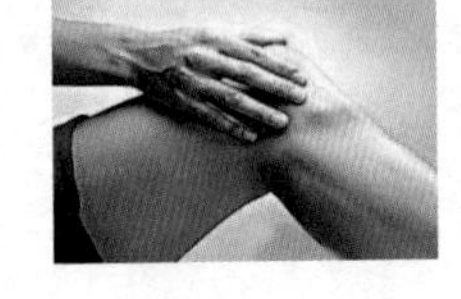

典型病例

病例 1 射频治疗膝骨关节炎

朱奶奶 82 岁，右侧膝关节在 10 年前做了关节置换术。1 年前出现左膝关节痛，不能长时间行走，去超市买东西都困难。上下楼、上厕所蹲下起来的时候疼痛更厉害。受凉疼痛也加重，天气变凉时早早就戴上护膝和穿上秋裤。到医院拍了 X 线片，膝关节的关节间隙明显变窄。医生诊断为膝骨关节炎，关节腔注射效果不好，药物副作用明显。骨科医生建议她再次行左膝关节置换术。她担心如今年纪大了，同时有高血压、糖尿病、冠心病，再做关节置换手术身体受不了。朱奶奶听人介绍来到疼痛科就诊。根据她的病情，疼痛科医生为她做了左膝关节感觉神经射频热凝术，在超声下逐个找到负责疼痛的细小神经做射频热凝，做完后当时下地走路就不疼了。到现在已经过去一年多了，朱奶奶的左膝关节疼痛仍比原来减轻 80%，散步走路都没问题。

病例 2　PRP 治疗膝骨关节炎

51 岁的王老师近 5 年来反复被双侧膝关节肿痛困扰，每逢天气变化或学校开学后，王老师就开始出现双侧膝关节红肿、疼痛，上下楼梯、走下坡路、下蹲时疼痛剧烈，有时还感觉关节发冷、僵硬，刚发作时热敷、擦药酒或贴膏药能缓解。近一个月来，长时间站立后双侧膝关节肿痛加重，到医院就诊，疼痛科医生为他进行了 X 线片、MRI 检查，诊断为“双侧膝关节骨关节炎Ⅱ期”，建议进行目前最新的 PRP 治疗（抽取自身静脉血 80 毫升，通过高速离心提取富集血小板血浆 6 毫升，分别注射到双侧膝关节腔内，每周一次，共 4 次）。自体 PRP 液中含有多种生长因子，可以避免发生排异反应，促进组织损伤修复。疗程结束后，王老师告诉医生，双侧膝关节肿痛已消失，关节活动度明显改善，现在下蹲完全没有问题。疼痛科医生建议他注意保暖，不要长时间站立，加强股四头肌功能锻炼，避免关节炎再次发作。

病例 3 冲击波治疗退行性膝关节病

王大妈今年 65 岁，近三年来常常出现右膝关节酸痛，走路时有弹响声，晨起关节僵硬。上下楼、坐起立行时疼痛加重，曾发生过两次关节腔积液，反复住院治疗。近一周来，天气变冷，王大妈的关节炎又犯了。疼痛科医生接诊后，体检发现髌骨周围压痛，皮温稍高，无肿胀，右膝关节被动伸曲时疼痛加重，并进行了 X 线片、MRI 检查，诊断为“关节退行性变，关节内骨质增生，侧副韧带损伤”。王大妈要求不打针不吃药，医生针对王大妈病情给予近年来国外引进的最先进的无创瑞士 EMS 冲击波治疗，通过三次冲击波治疗，王大妈关节痛基本缓解，关节活动度增加，可以下蹲及轻松上下楼梯。医生告诉王大妈坚持功能锻炼，一个月后王大妈症状完全消失。

全国疼痛科女医师帮助您

	姓名	单位	地址
广东	卢振和	广州医科大学附属第二医院	广东省广州市海珠区昌岗东路250号
	何雁冰	广州医科大学附属第二医院	广东省广州市海珠区昌岗东路250号
	王小平	暨南大学附属第一医院	广东省广州市天河区黄埔大道西613号
	魏追桂	广东省人民医院	广东省广州市越秀区惠福西路123号
	孙承红	广州医科大学附属第三医院北院	广东省广州市荔湾区荔湾路35号
	刘纪文	深圳市第四人民医院	广东省深圳市福田区深南中路3025号
	邹冬玲	广东省清远市人民医院	广东省清远市新城区银泉南路
海南	刘琳	海南省海口市第四人民医院	海南省海口市琼山区府城镇新城路1号
北京	冯艺	北京大学人民医院	北京市西城区西直门南大街11号
	刘红兵	首都医科大学附属北京天坛医院	北京市东城区天坛西里6号
	陶蔚	首都医科大学宣武医院	北京市西城区长椿街45号
	赵英	卫生部北京医院	北京市东城区东单大华路1号
	司马蕾	中日友好医院	北京市朝阳区樱花东路2号
天津	史可梅	天津医科大学第二医院	天津市河西区平江道23号

续表

	姓名	单位	地址
山西	薛朝霞	山西医科大学第一医院	山西省太原市迎泽区解放南路 85 号
	张飞娥	长治医学院附属和平医院	山西省长治市城区延安南路 110 号
浙江	严敏	浙江大学医学院附属第二医院	浙江省杭州市上城区解放路 89 号
	冯智英	浙江大学医学院附属第一医院	浙江省杭州市上城区庆春路 79 号
山东	傅志俭	山东省立医院	山东省济南市槐荫区经五路 324 号
	于灵芝	山东大学附属济南市中心医院	山东省济南市历下区解放路 105 号
	王敏	山东枣庄市立医院	山东省枣庄市市中区龙头中路
	于俊敏	青岛大学附属医院	山东省青岛市五台山路 1677 号
江苏	陆丽娟	南京大学医学院附属鼓楼医院	江苏省南京市鼓楼区中山路 321 号
	贾宏彬	南京军区南京总医院	江苏省南京市白下区中山东路 305 号
	金晓红	苏州大学附属第一医院	江苏省苏州市沧浪区十梓街 188 号
	申文	徐州医学院附属医院	江苏省徐州市泉山区淮海西路 99 号
	荣雪芹	徐州矿务集团总院	江苏省徐州市泉山区煤建路 32 号
上海	刘丽丽	上海市曲阳医院	上海市虹口区玉田路 333 号
江西	王晓英	江西省九江市第一人民医院	江西省九江市浔阳区塔岭南路 48 号
	顾丽丽	南昌大学第一附属医院	江西省南昌市东湖区永外正街 17 号
湖北	王云霞	湖北省中山医院	湖北省武汉市硚口区中山大道 26 号
	张小铭	华中科技大学协和医院	湖北省武汉市江汉区解放大道 1277 号
	周伶	武汉市普爱（骨科）医院	湖北省武汉市桥口区解放大道 76 号（古田三路）

续表

	姓名	单位	地址
湖南	鄢健勤	中南大学湘雅医学院第一附属医院	湖南省长沙市开福区湘雅路 87 号
贵州	王林	贵州医科大学附属医院	贵州省贵阳市云岩区贵医街 28 号
	李瑛	贵州省遵义医学院附院	贵州省遵义市汇川区大连路 149 号
四川	刘慧	四川大学华西医院	四川省成都市武侯区国学巷 37 号
云南	张小梅	昆明医科大学第一附属医院	云南省昆明市五华区西昌路 295 号
重庆	杨晓秋	重庆医科大学附属第一医院	重庆市渝中区袁家岗友谊路 1 号
	郭晓丽	第三军医大学第三附属医院	重庆市渝中区长江支路 10 号
	石英	第三军医大学附属西南医院	重庆市沙坪坝区高滩岩正街 29 号
新疆	李亦梅	新疆医科大学第一附属医院	新疆乌鲁木齐市新市区鲤鱼山南路 137 号
	吴玉莲	新疆维吾尔自治区人民医院	新疆乌鲁木齐市天池路 91 号
	张少勇	新疆生产建设兵团医院	新疆乌鲁木齐市青年路 232 号
	常玉华	新疆巴州人民医院	新疆库尔勒市人民东路 56 号
吉林	刘娜	吉林省人民医院	吉林省长春市朝阳区工农大路 1183 号
辽宁	崔文瑶	中国医科大学附属第一医院	辽宁省沈阳市和平区南京北街 155 号